Marco Kachler

Professionalisierung der biomedizinischen Analytik

Marco Kachler

Professionalisierung der biomedizinischen Analytik

Empirische Untersuchung zur Professionalisierungsbedürftigkeit der Handlungsaufgabe von MTLA

Südwestdeutscher Verlag für Hochschulschriften

Impressum / Imprint
Bibliografische Information der Deutschen Nationalbibliothek: Die Deutsche Nationalbibliothek verzeichnet diese Publikation in der Deutschen Nationalbibliografie; detaillierte bibliografische Daten sind im Internet über http://dnb.d-nb.de abrufbar.
Alle in diesem Buch genannten Marken und Produktnamen unterliegen warenzeichen-, marken- oder patentrechtlichem Schutz bzw. sind Warenzeichen oder eingetragene Warenzeichen der jeweiligen Inhaber. Die Wiedergabe von Marken, Produktnamen, Gebrauchsnamen, Handelsnamen, Warenbezeichnungen u.s.w. in diesem Werk berechtigt auch ohne besondere Kennzeichnung nicht zu der Annahme, dass solche Namen im Sinne der Warenzeichen- und Markenschutzgesetzgebung als frei zu betrachten wären und daher von jedermann benutzt werden dürften.

Bibliographic information published by the Deutsche Nationalbibliothek: The Deutsche Nationalbibliothek lists this publication in the Deutsche Nationalbibliografie; detailed bibliographic data are available in the Internet at http://dnb.d-nb.de.
Any brand names and product names mentioned in this book are subject to trademark, brand or patent protection and are trademarks or registered trademarks of their respective holders. The use of brand names, product names, common names, trade names, product descriptions etc. even without a particular marking in this work is in no way to be construed to mean that such names may be regarded as unrestricted in respect of trademark and brand protection legislation and could thus be used by anyone.

Coverbild / Cover image: www.ingimage.com

Verlag / Publisher:
Südwestdeutscher Verlag für Hochschulschriften
ist ein Imprint der / is a trademark of
OmniScriptum GmbH & Co. KG
Heinrich-Böcking-Str. 6-8, 66121 Saarbrücken, Deutschland / Germany
Email: info@svh-verlag.de

Herstellung: siehe letzte Seite /
Printed at: see last page
ISBN: 978-3-8381-3525-0

Zugl. / Approved by: Halle (Saale), Uni., Diss., 2011

Copyright © 2012 OmniScriptum GmbH & Co. KG
Alle Rechte vorbehalten. / All rights reserved. Saarbrücken 2012

Kurzzusammenfassung

Wenn von moderner Wissensgesellschaft gesprochen wird, dann wird darunter ein langfristiger Prozess verstanden, der sich in unserer Gesellschaft in Form einer vollständigen Erfassung der heranwachsenden Generation durch Schule und Hochschule darstellt sowie durch einen rasanten wissenschaftlichen Fortschritt und die Etablierung immer neuer Expertenkulturen charakterisiert ist. Der MTLA-Beruf unterliegt offensichtlich, wie andere Gesundheitsberufe auch, einem tief greifenden Strukturwandlungsprozess, welche in den vielseitigen Professionalisierungsbestrebungen zum Ausdruck kommt. Der Beruf scheint sich in einen wissenschaftlich basierten, mit Kompetenzzuwachs und Handlungsautonomie ausgestatteten Beruf zu transformieren.

Die vorliegende gesundheitswissenschaftliche Untersuchung hat zum Ziel, berufliche Handlungen von MTLA in der biomedizinischen Analytik zu erfassen und die Struktur des Handlungsproblems zu erschließen und zu analysieren, vor das die MTLA gestellt ist. Bei der Untersuchung ist von Interesse, mit welchen Kompetenzen die Berufsangehörigen bereits ausgestattet sind und mit welchen sie noch auszustatten wären, wenn sie den Professionalisierungsprozess erfolgreich bestreiten wollen. Schließlich soll die Frage beantwortet werde, inwiefern die Handlungsaufgaben von MTLA in der biomedizinischen Analytik überhaupt professionalisierungsbedürftig sind.

Zur Beantwortung der Forschungsfrage wurde in Form einer gesundheitswissenschaftlichen Sachstandsanalyse eine schriftliche Befragung von MTLA (n=1376, Rücklaufquote 34%) sowie diverse

Kurzzusammenfassung

leitfadengestützte Experteninterviews (MTLA, n=12; technische Laborleitungen, n=11 und akademische Laborleitungen, n=10) im Sinne einer Methodentriangulation durchgeführt.

Im Ergebnis kann festgestellt werden, dass die berufstypischen Aufgaben von MTLA im gesamten Laborleistungsprozess (Präanalytik, Analytik und Postanalytik) zu finden sind, wobei der Kern der Handlung darin besteht, labordiagnostische Untersuchungen eigenverantwortlich zu planen, durchzuführen und entsprechend Laborergebnisse zu erstellen, d.h. technisch und biomedizinisch zu validieren. Die Handlungsaufgaben können als professionalisierungsbedürftig eingeschätzt werden, allerdings wurde deutlich, dass die Befragten aufgrund der Ergebnisse z.B. im Umgang mit Fachliteratur ungenügend in den wissenschaftlichen Diskurs eingeübt sind, d.h. ihnen fehlt die Fähigkeit die externe Evidenz zu ihrer Handlungsaufgabe aufzusuchen, zu bewerten und zu nutzen.

Die Zunahme der Automation der Laboranalytik, komplexere Untersuchungsverfahren, die IT-gestützte Validation und die Ökonomisierung in der Gesundheitsversorgung führen zu einer Veränderung der Qualifikations- und Kompetenzprofile im Handlungsfeld BMA. Nach Einschätzung der Interviewten wird die monoberufliche Struktur für das Handlungsfeld BMA infrage gestellt und darauf verwiesen, mehrere Qualifikations- und Kompetenzebenen in Erwägung zu ziehen. Die Professionalisierung kann nur gelingen, wenn die Berufsgruppe glaubhaft machen kann, dass sie aufgrund ihrer Kernkompetenzen die besondere Eignung und Expertise zur Bereitstellung biomedizinischer Analytik haben.

Inhaltsverzeichnis

Verzeichnis der Abkürzungen und Symbole VI

1 **Einleitung** **1**
1.1 Problembetrachtung und Begründung der Forschungsarbeit 1
1.2 Zielstellung und Forschungsweg 9

2 **Professionalismus, Professionen und Experten** **14**
2.1 Professionelles Handeln und Wissensarbeit 15
2.2 Professions- und Expertentheorien 22
2.2.1 Zum Professions- und Expertenbegriff 22
2.2.3 Das Konzept der Semi-Professions 33
2.3 Professionalisierung vs. Expertisierung 35
2.3.1 Zum Professionalisierungs- bzw. Expertisierungsbegriff 35
2.3.2 Grundzüge der modernen deutschen Professionalisierungs- .....
debatte 44
2.3.3 Revidierte Professionalisierungstheorie 48

3 **MTLA in der biomedizinischen Analytik** **55**
3.1 Der Prozess der biomedizinischen Laboratoriumsanalytik 60
3.1.1 Vom Analysenergebnis zum Laborbefund 62
3.1.2 Plausibilitätsprüfung des Ergebnisses 63
3.2 Berufsrechtliche Aspekte 68
3.3 Selbstständige Berufsausübung 71
3.4 Wissensbasis, Qualifikationserfordernisse und ....
Qualifikationsentwicklungen 77
3.4.1 Fachspezifische berufliche Qualifikationen 82
3.4.2 Überfachliche berufliche Qualifikationen 85

Inhaltsverzeichnis

4 Empirische Untersuchungen zur Handlungsaufgabe 91
4.1 Methodisches Vorgehen und Erhebungsinstrumente 91
4.2 Formulierung der Hypothesen 92
4.3 Schriftliche Befragung 93
4.3.1 Konstruktion des Fragebogens 94
4.3.2 Methoden der Datenerhebung und Datenauswertung 96
4.4 leitenfadengestützte Experteninterviews 98
4.4.1 Erstellung der Interviewleitfäden 100
4.4.2 Methoden der Datenerhebung und Datenauswertung 101
4.5 Untersuchungsergebnisse 103
4.6 Ergebnisse der quantitativen Untersuchung 103
4.6.1 Beschreibung der Stichprobe 103
4.6.2 Präanalytischer Laborleistungsprozess 105
4.6.3 Analytischer und postanalytischer Laborleistungsprozess 111
4.6.4 Sonstige Leistungsprozesse 119
4.6.5 Voraussetzungen zur Anbahnung Evidence-basierten beruflichen Handelns 123
4.6.6 Qualifikationsentwicklungen im Handlungsfeld der biomedizinischen Analytik 133
4.7 Ergebnisse der qualitativen Untersuchung 135
4.7.1 Einschätzungen zum Kompetenzprofil der MTLA in der biomedizinischen Analytik 135
4.7.2 Zuständigkeiten und Verantwortlichkeiten in den Laborleistungsprozessen 139
4.7.3 Einschätzungen zur MTLA-Ausbildung 143
4.7.4 Einschätzungen zukünftiger Entwicklungen und Anforderungen an den MTLA-Beruf 145
4.8 Überprüfung der Hypothesen 149

5	**Diskussion der Ergebnisse** **161**
5.1	Kompetenzanalyse vor dem Hintergrund von Professionalität 163
5.2	Gestaltungsherausforderungen, fördernde und hemmende Faktoren für Professionalität 175

6	**Resümee und Ausblick** **184**

7	**Literatur- und Quellenverzeichnis** **193**

8	**Anhang** **209**

Verzeichnis der Abkürzungen und Symbole

BBiG	Berufsbildungsgesetz
BGB	Bürgerliches Gesetzbuch
BMA	Biomedizinische Analytik
BMBF	Bundesministerium für Bildung und Forschung
BSeuchG	Bundesseuchengesetz (jetzt Infektionsschutzgesetz)
BVerwG	Bundesverwaltungsgericht
DIN	Deutsches Institut für Normung/Deutsche Industrienorm
DIW-MTA	Deutsches Institut zur Weiterbildung für Technologen/-innen und Analytiker/-innen in der Medizin e.V.
DKI	Deutsches Krankenhausinstitut e.V.
DRG	Diagnosis Related Groups
dvta	Dachverband für Technologen/-innen und Analytiker/-innen in der Medizin e.V. (vormals Deutscher Verband Technischer Assistentinnen und Assistenten in der Medizin e.V. (Berufsverband der MTA-Berufe)
ebd.	ebenda
EDV	Elektronische Datenverarbeitung
EKG	Elektrokardiogramm
EN	Europäische Norm
EU	Europäische Union
F&E	Forschung & Entwicklung
GG	Grundgesetz
HLA	human leucocyte antigene (humanes Leukozytenantigen)

Abkürzungsverzeichnis

IAT	Institut für Arbeit und Technik im Wissenschaftszentrum NRW
InfSG	Infektionsschutzgesetz
ISO	International Organization for Standardization
IT	Informationstechnologie
k.A.	Keine Angabe
LIS	Laborinformationssystem
MFA	Medizinische Fachangestellte/r (ehemalig Arzthelfer/-in)
MPE	Medizinphysikexperte
MTA	Medizinisch-technische Assistenz (Sammelbezeichnung für alle vier MTA-Berufe)
MTA-APrV	Ausbildungs- und Prüfungsverordnung für Technische Assistenten in der Medizin
MTAG	Gesetz über Technische Assistenten in der Medizin
MTLA	Medizinisch-technische Laboratoriumsassistenz
MVZ	Medizinisches Versorgungszentrum
NRW	Nordrhein-Westfalen
ÖBIG	Österreichisches Bundesinstitut für Gesundheitswesen
ÖBV-MTA	Österreichischer Berufsverband der diplomierten medizinisch-technischen Analytiker/innen (2005 Umbenennung in Biomed Austria)
PCR	Polymerase chain reaction (Polymerasekettenreaktion)
PhD	Philosophic Doctor

Abkürzungsverzeichnis

PJ-ler	Medizinstudenten im Praktischen Jahr (klinischer Abschnitt des Medizinstudiums nach dem 2. Staatsexamen)
POCT	Point of Care Testing (patientennahe Sofortlabordiagnostik)
QM	Qualitätsmanagement
RIA	Radioimmunoassay
Rili-BÄK	Richtlinie der Bundesärztekammer
SPSS	Statistical Product and Service Solution
VDI	Verein Deutscher Ingenieure
Verf.	Verfasser
VGH	Verwaltungsgerichtshof

1 Einleitung

1.1 Problembetrachtung und Begründung der Forschungsarbeit

Blickt man auf die mehr als 100-jährige Berufsgeschichte zurück, so ist festzustellen, dass der MTLA-Beruf in besonderem Maße vom wissenschaftlich-technischen Fortschritt profitiert hat und sich gerade deswegen in der Gesundheitsversorgung profilieren konnte. Die Technologisierung hat regelmäßig den Takt der Entwicklung in der modernen Diagnostik vorgegeben. Es wundert daher kaum, dass aufgrund gravierender Veränderungen in den Handlungsfeldern seit einigen Jahren verstärkt Rufe laut werden, die dringend eine Ausbildungsreform fordern bzw. die Berufskonstruktion per se infrage stellen (u.a. Kachler 2007a).

Bedarf und Nachfrage nach qualifizierten Gesundheitsdienstleistungen auch im Bereich der Laboratoriumsdiagnostik steigen fortwährend. Biomedizinische Laboranalytik wird durchgeführt, um ärztliche Fragestellungen zu beantworten, die sich auf einen bestimmten Patienten unter Bezugnahme auf anamnestische Erhebungen, physische Untersuchungen und das Arzt-Patienten-Gespräch beziehen, unabhängig davon, ob die Labordiagnostik in medizinischen Laboratorien oder in Miniaturform als patientennahe Sofortdiagnostik am Bett des Patienten erbracht wird. So hängen nahezu sämtliche Krankheitsdiagnosen und therapeutische Entscheidungen von Laborergebnissen ab. Durch eine schnelle und treffsichere, qualitativ hochwertige Labordiagnostik können die Behandlungseffizienz gesteigert und die Krankenhausverweildauer gesenkt werden (Knoop 2004). Den Klinikern stehen heute bereits mehrere hundert Labortests zur Verfügung, die sie für ihre klinische Entscheidungsfindung nutzen können und die Anzahl verfügbarer innovativer Analyseverfahren für die biomedizinische Diagnostik steigt kontinuierlich. Eine Laboruntersuchung besteht aus einer präanalytischen, analytischen und postanalytischen Phase; die Indikationsstellung und Interpretation der Ergebnisse ist Aufgabe des klinisch-tätigen Arztes, der analytische Prozess ist eigenverantwortliche Aufgabe der MTLA (Kachler 2006a). In der Labordiagnostik wird aber kein abstraktes Analysenergebnis erstellt, das den chemischen, physikalischen oder biologischen Sachverhalt einer Untersuchungsprobe eines Patienten charakterisiert, sondern das Analysenergebnis ist eine exakt bestimmte Messgröße, die basierend auf der ärztlichen Fragestellung und seiner klinischen Interpretation eine Beschreibung des Gesundheitszustandes eines Patienten erlaubt (Kachler 2006a). So ist das Ziel einer jeden Laboruntersuchung valide und der Therapie dienliche diagnostische Daten zu erzeugen (Ziervogel 2003). Das Labortestergebnis wird erst durch seine mehrstufige Beurteilung zum Befund, der als klinisch relevante Information zur Entscheidung über die geeignete therapeutische Intervention führt (Ziervogel 2003). Bedingt durch die enorme Technisierungsdynamik und die damit verbundene Zunahme an Komplexität des erforderlichen Fachwissens für die Bewältigung der täglichen Anforderungen in der beruflichen Praxis, aber auch aufgrund gravierender gesellschafts- und gesundheitspolitischer Veränderungen der Rahmenbedingungen im deutschen Gesundheitswesen, erkennbar durch eine zunehmende Ökonomisierung im Laborleistungsprozess, neue Versorgungsstrukturen und ein gewandeltes Qualitätsverständnis, werden auch MTLA in nicht unerheblichem Maße mit neuen Anforderungsprofilen konfrontiert. Veränderte berufliche Anforderungen und steigende Qualitätsansprüche, die der kurz schlaglichtartig skizzierten gesellschaftlichen Entwicklung, vor allem aber dem medizinisch-technischen und gesundheitswissenschaftlichen Fortschritt geschuldet sind, führen entsprechend zu einem Bedarf nach besseren bzw. neuartigen Qualifikationen (u. a. Kälble und Reschauer 2002, S. 2ff; Kachler 2003b, 2005, 2007b; Kälble 2006, 2008).

Der Trend einer zunehmenden Spezialisierung aber auch Expertisierung beschränkt sich nicht nur auf Ärzte, sondern betrifft alle in der Gesundheitsversorgung tätigen Personen, so dass das Selbst- und Fremdverständnis der ärztlichen Profession zur Diskussion steht (Kirchberger 1986). Die Spezialisierung führte über die vergangenen Jahrzehnte auch zu neuartigen Zuliefererbeziehungen und Aufgabenzuschnitten in der Ärzteschaft. So ist es sehr im Interesse der Patienten/-innen, dass nicht ihre Hausärztin alle Laboruntersuchungen selber vornimmt, sondern diese Aufgabe an Laboratorien delegiert. Von einem Laborarzt oder einer MTLA ist aber selbstverständlich nicht mehr zu erwarten, dass sie die Lebenspraxis, die einzigartigen Ziele und Bedürfnisse ihrer Patienten zur Kenntnis nehmen und mit ihnen durcharbeiten. Sie sollen – ganz im Unterschied zur Hausärztin – allein labordiagnostische Informationen über zur Untersuchung eingereichtes Spezimen zur Verfügung stellen. Das Ergebnis mit dem individuellen Patienten im Zusammenhang seines Lebenskontextes zu besprechen und Entscheidungen vorzubereiten, ist dann Sache der Hausärztin. So fragt es sich, ob der Pathologe, der Laborarzt oder die MTLA nicht einer Aufgabe nachgehen, die nicht professionalisierungsbedürftig ist, sondern des Experten bedarf - wohingegen lediglich die Tätigkeit der Hausärztin (exemplarisch im Sinne einer klientenzentrierten ärztlichen Tätigkeit) professionalisiert ist. Seit den 1980-er Jahren wird (zunehmend intensiver) über eine Modernisierung der Gesundheitsberufe und eine zukunftsfähige Ausgestaltung ihrer Berufs- und Qualifikationsprofile debattiert (Bals 1995; Döhler 1997; Kälble 2002; Bollinger et al. 2005; Pundt 2006). Der Veränderungsdruck betrifft, wie Kälble (2008) es beschreibt, vor allem *„die bundesrechtlich geregelten und wissenschaftsfern an Schulen des Gesundheitswesens und an Berufsfachschulen"* ausgebildeten Gesundheitsberufe (u.a. Pflege- und Therapieberufe, aber auch die diagnostisch-technischen Gesundheitsberufe wie MTLA). Zunehmend mehr Gesundheitsberufe (u.a auch MTLA) fordern eine grundständige als auch weiterqualifizierende Ausbildung an Hochschulen, die mit erhöhten Anforderungen an die Berufsausübung, der Notwendigkeit einer wissenschaftlichen Fundierung und der Akademisierung entsprechender Ausbildungen in anderen europäischen Ländern begründet wird (für die MTA-Berufe u.a. Kachler 2007b, 2009). So haben in den letzten zehn Jahren mehrere nichtärztliche Gesundheitsberufe verstärkt den Weg an die Hochschulen gefunden, indem mittlerweile mehr als 50 gesundheitsbezogene Studienangebote eingerichtet wurden, allerdings mit sehr uneinheitlichen Entwicklungen. Von dieser Entwicklung in Deutschland nahezu unberücksichtigt blieb bisher der Berufsbereich der diagnostisch-technischen Gesundheitsberufe, deren Berufsangehörige im europäischen Vergleich bis auf Deutschland, Luxemburg und Spanien im tertiären überwiegend universitären Bildungsbereich ausgebildet werden (zuletzt Kachler 2007a). Die wichtigsten Problemfelder der gegenwärtigen Ausbildungssituation in Deutschland bestehen in einer fehlenden Wissenschaftsanbindung, damit der unbeantworteten Frage nach der oder den Bezugswissenschaften, einer Sonderstellung im Berufsbildungssystem, die mit fehlenden oder uneinheitlichen Standards der Qualitätssicherung, nicht an moderne berufswissenschaftliche Konzepte ausgerichtete Qualifizierungsstrategien sowie unzureichend qualifiziertes Lehrpersonal einhergehen. Hinzu kommt eine mangelhafte Verknüpfung von allgemein- und berufsbildenden Bildungsgängen (im Sinne einer Doppelqualifizierung: Berufsabschluss plus Hochschulzugangsberechtigung, wie es in der beruflichen Bildung gemäß BBiG möglich ist) sowie eine unzureichende Durchlässigkeit in den Hochschulbereich. Impulsgebend für jene Reformdebatte war sicher vor allem aber der geschärfte Blick auf das europäische Ausland, da in fast allen Ländern die gesundheitsberufliche Ausbildung im Hochschulbereich angesiedelt ist, entsprechend auch die üblichen Möglichkeiten einer universitären Karriere [Bachelor, Master, PhD] (Huber 2005; Nicholson 2005; Kachler 2007a). Ärztliche und nichtärztliche Professionen bilden im EU-Ausland ein therapeutisches Team, deren Mitglieder aufgrund ihrer je eigenen Kompetenz- und Zuständigkeitsbereiche kooperativ, interdisziplinär und mit professionellem Selbstverständnis für die Gesundheitsversorgung der Bevölkerung gleichberechtigt zuständig sind. Im deutschsprachigen Raum sieht es anders aus. Weitgehend sind hier die Gesundheitsberufe noch immer der ärztlichen Leitprofession untergeordnet, wodurch eine systematische Weiterentwicklung der Qualifikations- und Kompetenzprofile der Gesundheitsberufe nahezu blockiert wird. Dieser Benachteiligung der Angehörigen der deutschen Gesundheitsberufe hinsichtlich ihrer Aus-, Fort- und Weiterbildungschancen mit den notwendigen Veränderungen zu begegnen, wird derzeit umschrieben mit dem Begriff der „Professionalisierung". Doch wie lassen sich Professionen eingrenzen und was ist in der Tat unter Professionalisierung und Expertisierung aus berufs- bzw. professionssoziologischer Sicht zu verstehen? Im angloamerikanischen Sprachgebrauch bedeutet der Status „profession" ein Privileg, daher ist die Definitionsfrage von nicht unerheblicher berufspolitischer Relevanz für die betreffende Berufsgruppe. Man mag es als müßig ansehen, die eine oder andere Berufsgruppe als professionalisiert oder expertisiert bzw. als freien Beruf zu klassifizieren. Für die betreffende Berufsgruppe hängt jedoch viel davon ab, da sich Ansehen und Rechtsprechung daran orientieren (Mieg 2003). Ein rein definitorischer, d.h. merkmalsorientierter Ansatz (vgl. Kap. 2.2) führt nicht weiter, da selbst die postulierten Merkmale bei etablierten Professionen wie Ärzten aufgrund gesellschaftlicher Wandlungsprozesse nicht mehr in vollem Umfang zutreffen. Anders ausgedrückt: wenn also die Berufe, die professionssoziologisch als Professionen definiert wurden, selbst nicht mehr alle Merkmale in vollem Umfange erfüllen, stellt sich die berechtigte Frage, ob neue Professionen überhaupt noch entstehen können oder ob es Professionen dann überhaupt noch gibt. In der Wissenschaft kommen wir aber nicht um Definitionsfragen umhin, denn sie sind notwendig, damit der Gegenstandsbezug klar ist. Mag die Definition von Profession nicht immer vollständig gelingen, so finden sich jedoch einige charakteristische Rahmenbedingungen, die eine Theoriebildung erlauben (vgl. Kap. 2). Jene Bedingungen für Professionen, die jedoch keineswegs für sich genommen immer notwendig sind, zählen: (1) die Existenz eines gesellschaftlich relevanten Problembereichs mit einem zugehörigen Handlungs- und Erklärungswissen z.B. die Erklärung und Behandlung von Erkrankungen, (2) der Bezug zu einem gesellschaftlichen Zentralwert wie zum Beispiel in der Medizin der Zentralwert „Gesundheit", (3) eine weitgehend akademisierte Ausbildung (durch ein Studium) sowie (4) eine berufsständische Organisation. Alle Bedingungen zusammengenommen kennzeichnen jedoch eine Situation, die für das Entstehen einer Profession förderlich sind (Mieg 2003, 2005). Akademisierung, das sei an dieser Stelle vorausgeschickt, ist jedoch nur ein Teilprozess in einem Professionalisierungsprojekt, das u.a. auch die Systematisierung relevanten Handlungs- und Erklärungswissens in einer Wissenschaft und die entsprechende gesellschaftliche Durchsetzung einer exklusiven Zuständigkeit für bestimmte Aufgabenbereiche beinhaltet (Kälble 2008). Eine Profession nach den Vorstellungen von Larson (1977) ist also ein Verband, der das Monopol für einen Dienstleistungsbereich zu erlangen sucht.

Nicht zuletzt aufgrund der definitorischen Unzulänglichkeiten tauchen in der Diskussion Ersatzbegriffe auf. Aus professionssoziologischer Sicht sind zunächst professionelle Arbeit und Expertenarbeit gleichzusetzen. Allerdings gibt es jedoch relevante nicht-professionalisierte Expertenrollen, deren Kennzeichen vor allem eine starke Wissenschaftsorientierung sind. Ein Experte so Mieg (2003, S. 21) *„gibt aufgrund seiner spezifischen Erfahrung eine Sachauskunft, zu welcher der Fragende selbst gelange könnte, hätte er die Zeit, um solcherart Erfahrungen zu sammeln wie der Experte"*. Eine Alternative stellt die Lesart *professionelles Handeln* dar, was im Alltagssprachgebrauch so viel bedeutet, dass jemand systematisch und effizient im Sinne von „gekonnt" in seiner Handlung vorgeht. Zum einen kann professionelles Handeln von der handelnden Person aus begriffen werden, d.h. was ein Professioneller tut. Zum anderen als Handeln einer bestimmten Qualität, d.h. wie etwas getan wird. Professionelles Handeln äußert sich demnach im gekonnten Umgang mit einem Problem, welches fachmännisch bearbeitet wird. Ein Handeln wird als dann professionell angesehen, wenn der Akteur nach außen hin glaubhaft macht, dass er entsprechend formellen und informellen Standards handelt (Pfadenhauer 2005). *Professionalisierung* hingegen meint die Entwicklung einer Berufsgruppe zur Profession im prozessualen Sinne. Allerdings werden mit dem Begriff *Professionalisierung* dabei häufig ungenau nur einige, keineswegs für Professionen exklusive Eigenschaften bezeichnet wie Akademisierung, Vorbehaltsaufgaben, berufsständische Organisation.

Aber: Universitäre Bildung und durch staatliches Gewaltmonopol geschützte Vorbehaltsaufgaben, auf deren Grundlage sich Kammern für die Selbstkontrolle bilden, sind allerdings nicht nur für Professionen typisch, sondern auch für Experten, also beispielsweise nicht nur für Ärzte, sondern auch für Ingenieure. Professionen und Experten unterscheiden sich in modernen Gesellschaften keineswegs in ihrem „sozialen Rang" oder ihrer zentralen Bedeutung für die menschliche Krisenbewältigung. Sie unterscheiden sich nur in den jeweils spezifischen Praxen und Ressourcen dieser Krisenbewältigung. Experten nutzen beispielsweise Naturgesetze für standardisierte Sicherungsleistungen. Das beispielsetzende Vorbild eines Experten ist der Klinische Ingenieur als Medizinphysikexperte. Professionen dagegen im Sinne der Oevermannschen Theorie (1996) beziehen sich auf individuelle Krisen im Fall eines einzigartigen Klienten, der einer stellvertretenden Krisenbewältigung bedarf.

Sie sind nicht berechtigt, einfach zu tun, „was die Gesundheit oder das Recht erfordern", sondern müssen in Respekt vor der Autonomie der Lebenspraxis ihres individuellen Klienten dessen Relevanzen und Bedürfnisse mit ihm herausarbeiten (ausführlicher zusammenfassend bei Behrens und Langer 2004). Das beispielgebende Vorbild für eine Profession ist die ärztliche Profession, ihr entsprechen Anwälte und Richter eher als andere Juristen. Diese im Anschluss an Max Weber von (Schütz 1971; Wilensky 1972; Schütz und Parsons 1977; Sprondel 1979; Hitzler et al. 1994; Oevermann 1996) und vielen Anderen herausgearbeitete Unterscheidung von Professionen und Experten ist für die Diskussion der Entwicklungsperspektiven diagnostisch-technischer Gesundheitsberufe offensichtlich zentral. Ist demnach die Aufgabe, die MTLA erfüllen, professionalisierungsbedürftig oder bedarf es für sie eher des Experten nach dem Vorbild des Medizinphysikexperten? Die spätere Klärung dieser Frage verspricht auch einen Beitrag zum Verhältnis von Professionen und Experten sowie professionellen Handelns generell.

1.2 Zielstellung und Forschungsweg

Personenbezogene Dienstleistungen zählen zu den wachstumsintensivsten Zukunftsbranchen und gelten insbesondere als Beschäftigungsmotor in der deutschen Wirtschaft. Ursache für die starke Nachfrage personenbezogener Dienstleistungen ist zum einen das offensichtlich hohe Bedürfnis nach Gesundheit, Wellness und Wohlbefinden und andererseits die demografische Entwicklung verbunden mit einem sozialstrukturellen Wandel in unserer Gesellschaft. Umso bemerkenswerter bzw. eher bedauerlicher ist es, dass gerade für jenen Wachstumsbereich nur wenige systematische und verwertbare Informationen über die Entwicklung von Qualifikationsanforderungen sowie über den Bedarf an neuen Qualifikationen vorliegen (Meifort 2002, S. 43). Der MTLA-Beruf ist offensichtlich, wie andere Gesundheitsberufe auch, Teil eines tief greifenden Strukturwandlungsprozesses, welcher in den vielseitigen Professionalisierungsbestrebungen zum Ausdruck kommt. Dabei wird versucht, mehr Autonomie im Sinne von mehr Selbständigkeit und Eigenverantwortung zu erlangen. Autonomiebestrebungen erfolgen jedoch nicht gegenüber der ärztlichen Profession schlechthin, sondern insbesondere gegenüber „Auswüchsen" ärztlicher Differenzierung wie z.b. der Laboratoriumsmedizin, der medizinischen Mikrobiologie oder der klinischen Chemie. Hier bestehen Bestrebungen, nichtoriginäre ärztliche Tätigkeiten (z.b. Laborarzttätigkeiten) zu substituieren. Der MTLA-Beruf scheint sich in einen wissenschaftlich basierten, mit Handlungsautonomie im Sinne juristischer, ethischer und ökonomischer Eigenverantwortung ausgestatteten Beruf zu transformieren. Dabei orientiert man sich insbesondere an anderen europäischen Ländern, in denen sich die berufliche Qualifizierung in biomedizinischer Analytik auf der Hochschulebene vollzieht (u.a. Deutscher Verband Technischer Assistentinnen und Assistenten in der Medizin e.V. 2005, 2006, 2007; Michelsen 2007 anders Gässler 2007). Vor dem zuvor skizzierten Hintergrund soll die MTLA-Ausbildung befähigen, sich den beruflichen Herausforderungen der Zukunft zu stellen, die ein höheres Maß an berufsspezifischer Expertise, Flexibilität und Mobilität erfordern. Im Gesundheitswesen einschließlich im Bereich der Biomedizinischen Analytik (Berufsbereich MTLA) werden neue Anforderungen an die Beschäftigten gestellt. Neue technologische wie organisatorische Entwicklungen vollziehen sich unter verschärften ökonomischen Zwängen. Im Gesundheitswesen bisher nicht etablierte neue Organisationsformen wie z.b. Total Quality Management, multiprofessionelle Zusammenarbeit, veränderte wirtschaftliche und rechtliche Rahmenbedingungen z.b. Einführung des DRG-Systems werden erhebliche Auswirkungen auf die Anforderungen (Qualifikationen) an die Beschäftigten und auf dem Arbeitsmarkt im Gesundheitswesen haben. Nur wer die Anforderungen erfüllt, entgeht dem drohenden Verlust seines Arbeitsplatzes und sichert damit seine Beschäftigungsfähigkeit. Allerdings stellt sich vor diesem Hintergrund die Frage, ob die Bestrebungen und Debatten um Professionalisierung im MTLA-Beruf nur eine Modeerscheinung im Trend der *„professionalization of everyone"* (Wilensky 1972) im Sinne einer „gelenkten" Steigerung individueller Leistungsfähigkeit sind oder es sich tatsächlich um einen echten, d.h. im eigentlichen Sinne wachsenden Professionalisierungs- bzw. Expertisierungsprozess, der von den Berufsangehörigen selbst ausgeht und auf gesellschaftliche Wertung und Anerkennung angelegt ist (Hesse 1972, S. 148), handelt? Angesichts der Entwicklungstendenzen und der Selbstthematisierung der Disziplinen im Zusammenhang mit Professionalisierungs- und Expertisierungsbestrebungen stellt sich somit die Frage, welches Professionsverständnis die Berufsangehörigen zugrunde legen und inwiefern sich diese Bestrebungen tatsächlich im Realprozess widerspiegeln? Die vorliegende gesundheitswissenschaftliche Untersuchung hat zum Ziel, berufliche Handlungen von MTLA in der biomedizinischen Analytik zu erfassen, die Struktur des Handlungsproblems zu erschließen und zu analysieren, vor das die MTLA gestellt ist. Bei der Untersuchung ist daher von Interesse, mit welchen

Kompetenzen die Berufsangehörigen bereits ausgestattet sind und mit welchen sie noch auszustatten wären, wenn sie den Professionalisierungsprozess erfolgreich bestreiten wollen? Schließlich soll die Frage beantwortet werde, inwiefern die Handlungsaufgaben von MTLA in der biomedizinischen Analytik überhaupt professionalisierungs- bzw. expertisierungsbedürftig sind. Zu diesem Zwecke gilt es, sich nicht auf die letztlich als defizitär erscheinenden klassifikatorischen Merkmalsansammlungen, die aus Studien etablierter Professionen generiert wurden, zu beschränken, sondern sich der Typologie professionellen oder aber Experten-Handelns zuzuwenden (Hutwelker und Schützler 2003, S. 5ff). Hierzu bedient sich der Autor der hier vorgelegten Arbeit einer Kombination quantitativer und qualitativer Verfahren im Sinne einer Methodentriangulation (Kelle und Erzberger 2004, S. 299ff.; Flick 2004a; Flick 2004b, S. 309ff), um zu Aussagen bezüglich der Strukturlogik MTLA-Handelns zu gelangen. Im Weiteren gilt dann zu überprüfen, ob diese Handlungsstrukturmuster und damit der Beruf an sich im Fokus von professionellem bzw. Experten-Handeln professionalisierungs- bzw. expertisierungsbedürftig ist.

Im ersten Teil der Arbeit gehe ich zunächst auf die Entwicklungen ein, die für Professionen und Experten noch ähnlich sind, wie Akademisierung, Vorbehaltsaufgaben usw. Im Anschluss werden die Alternativen Professionalisierung und Expertisierung diskutiert. Anschließend werden Handlungsrahmen und Handlungsfokus bestimmt und der Prozess biomedizinischer Analytik erläutert (Kapitel 2 und 3). Im zweiten, empirischen Teil der Arbeit werden einerseits die Daten zu den Handlungsaufgaben, Kompetenzfeldern und Qualifikationsentwicklungen, die aus der schriftlichen Befragung von MTLA (n=462) gewonnen wurden, die in der biomedizinischen Analytik an Kliniken tätig sind und andererseits Daten aus diversen leitfadengestützten Experteninterviews von MTLA (n=12) und Laborleitungen (n=21), ausgedeutet (Kapitel 4). Im dritten Teil der Arbeit werden die empirischen Ergebnisse vor dem Hintergrund der zentralen Fragestellung Professionalisierungs- bzw. Expertisierungsbedürftigkeit diskutiert. Dabei wird auf die Faktoren eingegangen, die einerseits förderlich auf den Prozess, aber andererseits auch hemmend einwirken, so dass u. U. eine Professionalisierung bzw. Expertisierung des MTLA-Berufs behindert wird und damit über die Entwicklungsstufe von Professionalisierungs- bzw. Expertisierungsbedürftigkeit nicht hinausgelangen kann (Kapitel 5). Resümierend werden dann im 6. Kapitel die Erkenntnisse und strukturellen Bedingungen zusammengefasst und abschließend bewertet.

2 Professionalismus, Professionen und Experten

Professionalisierungsabsichten sind seit den 1960-iger Jahren ein Dauerbrenner insbesondere im Sozial- und Gesundheitswesen. In erster Linie geht es um die Chancen einer wissenschaftlichen Fundierung der Berufstätigkeit und letztlich um eine Anhebung des Ausbildungs- und Prestigeniveaus, wobei die naive Reduktion von Professionalisierung auf Akademisierung und die Einschmelzung des Professionalisierungsprozesses auf Verwissenschaftlichung geradezu typisch waren (Dewe 2006). Hartmann (1972) unterscheidet zurecht zwischen Arbeit (Job), Beruf und Profession und beschreibt eine zunehmende Systematisierung von Wissen als Teil eines Prozesses von Verberuflichung und im weiteren Verlauf von Professionalisierung. Dieser Prozess verläuft in den Dimensionen „Wissen" und „soziale Orientierung"; dabei handelt es sich in der Wissensdimension beim Übergang von Arbeit zum Beruf um die Kombination von Wissen und beim weiteren Übergang zur Profession um Verwissenschaftlichung. Die Dimension der sozialen Orientierung führt im Prozess der Verberuflichung zu einer Ausrichtung auf das Wirtschaftssystem und beim Professionalisierungsprozess zu einer gesamtgesellschaftlichen Ausrichtung. Grundsätzlich wären beide Prozesse auch umkehrbar, d.h. Prozesse von Deprofessionalisierung und Berufsauflösung können sich einstellen. Hartmann unterscheidet allerdings noch ungenügend zwischen Spezialisten, Experten und Professionen. Aktuell verwischt die Differenz zwischen modernen sozialen Dienstleistungsberufen und den klassischen Professionen in dem Maße, dass Rationalisierungsprozesse durch die öffentliche Hand alle Berufe im Gesundheits- und Sozialwesen betreffen und durch überbordete Bürokratie Autonomieansprüche insbesondere der Ärzteschaft durch Budgetierung, Evidence-Basierung/ Wirksamkeitsnachweise, Leistungsbemessung, Wettbewerbsorientierung etc. relativiert werden. Um Professionalität bemühtes Handeln im Gesundheitswesen wird zum Zentralthema verbunden mit dem Versuch, die Professionalisierungsbedürftigkeit dieser Berufe zu ermitteln (u.a. Kachler 2002, 2003b, 2007a; Kachler und Behrens 2005; Dewe 2006; Kälble 2006).

2.1 Professionelles Handeln und Wissensarbeit

Die Diskussionen um Professionen, Experten und Professionalisierung im Gesundheitswesen führen zwangsläufig zu den Fragen: „Wer gehört dazu, wer nicht? Welche Akteure werden als höherwertig angesehen, welche haben eines geringeres Prestige? Wie ist der Status quo und welche Auswirkungen haben jene Prozesse auf die gesundheitsberufliche Arbeit und gesundheitliche Versorgung der Bevölkerung? Allerdings wird die Diskussion nach Statusfragen hier nicht intendiert, stattdessen konzentriert sich der Autor auf die Frage nach der Professionalisierungs- bzw. Expertisierungsbedürftigkeit der Handlungsaufgabe. Professionen und Experten existieren nicht einfach so, sondern auch sie sind einem stetigen Wandel unterworfen und somit wird eine aktive Auseinandersetzung der existierenden „Gesundheitsprofessionen" um ihren Zustand sowie deren Einordnung in bestehende Professionalisierungsdebatten anderer Gesundheitsberufe erforderlich. Alle am Gesundheitsmarkt beteiligten Akteure müssen sich den aktuellen Herausforderungen stellen, deren ausreichend viele es zu bewältigen gibt. So führen die Akzentverschiebungen und Ausdifferenzierungsprozesse aufgrund soziodemografisch, wissenschaftlich-technologisch und politisch intendierter neuer Rahmenbedingungen im Gesundheitsbereich zu veränderten Anforderungen an die Gesundheitsberufe hinsichtlich ihrer unmittelbaren Handlungsfelder sowie ihrer Kompetenz- und Qualifikationsentwicklungen. Die Anforderungen an die gesundheitsberufliche Arbeit steigen, Angebotsstrukturen wandeln sich und neue Berufsprofile entstehen, die Handlungssituationen werden insgesamt komplexer, insbesondere durch eine erwartete verstärkte Kooperationsbereitschaft bzw. multiprofessionelle Kompetenz (Bals et. al. 2006; Pundt 2006). Diese Entwicklungsdynamiken eröffnen daher Klärungsbedarf hinsichtlich der Professionalisierungsprozesse der Gesundheitsberufe. Dabei werden Ausbildungsreformen im Sinne einer akademischen Höherqualifikation allgemein sehr oft belegt mit dem Begriff der Professionalisierung. Gleiches gilt auch für die prozessualen Ereignisse der nichtärztlichen Gesundheitsberufe. Profession, Professionalisierung und Professionalität leiten sich vom lateinischen Wort *professio* ab, wobei Profession seit mehreren Hundert Jahren für Beruf (worin „Berufung" steckt) oder auch lediglich Gewerbe verwendet wird und für ein öffentliches Bekenntnis für ein solches steht (Duden Fremdwörterbuch 2007). Für eine genaue Analyse ist es jedoch unerlässlich, die Begriffe Profession, Experte, Professionalisierung und professionelles Handeln genau zu trennen. Doch was ist Professionalität und was macht eigentlich eine Profession aus? Was ist gemeint, wenn von Professionalisierung oder aber Expertisierung die Rede ist?

Professionalität ist ein modernes Schlagwort und Ausdruck des Zeitgeistes, zumal es durchweg positiv konnotiert ist. Professionell zu sein, ist nicht nur Ausdruck von *„state of the art"*, sondern auch etwas höchst Erstrebenswertes. In alltagssprachlichen Zusammenhängen wird der Begriff gerne benutzt, um lediglich auszudrücken, dass jemand sein Handwerk (im Sinne von fachmännisch) besonders gut beherrscht. In Anbetracht der Häufigkeit, mit der Handlungsweisen als professionell und damit als herausragend, besonders und hochwertig im Alltagssprachgebrauch etikettiert werden, liegt es nahe, sich der Merkmale professionellen Handelns bewusst zu werden. Währenddessen im Alltagssprachgebrauch berufliche Aspekte wie Ausbildung und Entlohnung mit gemeint sind, fließen (unter Kollegen) Qualitätsaspekte über die ausgeführte Handlung in die Beurteilung hinein. Professionelles Handeln kann also zum einen als Handeln von Professionellen (Personaltypus) und zum anderen als Handeln mit einer bestimmten Qualität (Handlungsablauftypus) begriffen werden (Pfadenhauer 2005, S. 9ff). Die erste Variante des Handelns von Professionellen (Personaltypus) erfordert die Klärung der Frage, welche Akteure typischerweise als Professionelle begriffen werden sollen. In der Professionssoziologie werden als „Professionelle" die Angehörigen von Professionen bezeichnet. Über die hinreichenden Bedingungen des Professionsbegriffes herrscht wenig Übereinstimmung, allerdings werden häufig dieselben Gruppen als Professionen benannt. Die Interpretation von „Profession" ist recht diffus und kontrovers, dennoch besteht über die Zuordnung von Ärzten, Juristen und oft Pfarrern zum Begriff Profession weitgehende Einigkeit. Sie werden sogar als die Prototypen der Profession (Ur- oder Leitprofession) bezeichnet (Zoege 2004, S. 209ff). Sie gelten dabei als Berufe, die sich anhand bestimmter Merkmale von anderen Berufen unterscheiden, wobei die Kriterien, anhand deren

Professionen trennscharf bestimmt werden können, nicht unstrittig sind. Weil fast alle Professionalisierungstheorien dieselben Professionen vor Augen haben, können sich Unterschiede zwischen Professionalisierungstheorien nur darauf beziehen, welche Eigenschaften diese für alle gleichen Gruppen die Professionstheoretiker für notwendig und hinreichend halten (vgl. Abschnitt 2.2). Professionen sind demnach autonome, akademische Berufe, die besonders ausgewiesen sind, da sie gesellschaftlich relevante zentrale Probleme bearbeiten und das dafür erforderliche spezielle zertifizierte Wissen systematisch anwenden (zuletzt Pfadenhauer 2005, S. 10; Pundt 2006, S. 9f). Der Versuch, professionelles Handeln mit irgendwelchen Aktivitäten eines bestimmten personalen Typus gleichzusetzen, vernachlässigt in hohem Maße den spezifischen Handlungsablauftypus, da Professionsmitglieder immerzu auch Dinge tun, die Nicht-Professionsangehörige ebenfalls ständig tun. Folglich ist zu klären, ob sich professionelles Handeln als eine Sonderform sozialen Handelns, d.h. als Handeln einer besonderen (herausragenden) Qualität bestimmen lässt (Pfadenhauer 2005, S. 10ff). Der Begriff Professionalität vereint grundsätzlich die Dimensionen Wissen, Können und Reflexion, allerdings weder beschränkt auf akademisches Fachwissen, noch auf bloße Intuition oder reine perfekte Erfahrung des Praktikers. Professionalität im Sinne gekonnter Beruflichkeit ist vielmehr als Schnittmenge aus allen drei Dimensionen zu verstehen, suggeriert, dass die handelnde Person sowohl effektiv als auch effizient agiert bzw. interagiert und versteht sich als Indikator exzellenter Arbeit. *„Professionalität bezeichnet Selbstreflexivität im Sinne der Steigerung des ‚knowing that' (deklaratives Wissen) zum jederzeit verfügbaren Wissen darüber, was man tut*

(‚knowing how' bzw. prozedurales Wissen)". (Dewe 2006, S. 32) Professionalität umfasst also im Sinne von „Ich weiß, was ich tue" kanonisiertes Wissen, Können und Reflexion, allerdings ist es nicht unterschiedslos möglich, dieses Wissen als Professionswissen zu bezeichnen, wenn der Berufsgruppe, der Professionalität zugeschrieben wird, nicht sicher das Label „Profession" angetragen werden kann. Daher spricht Dewe (2006, S. 32f) von berufskulturellem Wissen, wozu er methodisches und quasi-technologisches Verfahrenswissen, berufsfeldbezogenes Fachwissen, Routinewissen, lokales Organisationswissen und intuitives Wissen zählt. Professionalität kann man also als einen Handlungsmodus zur Beschreibung der Güte beruflicher Aktivitäten bestimmen und sie stellt demnach eine Variante im Konzept des Professionsverständnisses als eine Form des Expertentums in Abgrenzung zur Profession dar (Nittel 2000, S. 15; Pundt 2006, S. 11; Dewe 2006, S. 23ff).

In alltagssprachlichem Gebrauch wird professionelles Handeln in Abgrenzung zu „fachgerecht" (im Sinne von Ausführungen mittlerer Art und Güte) als gekonnter Umgang (im Sinne von fachmännisch) mit einem speziellen Problem und einer besonderen Güte in der Ausführung bzw. Lösung begriffen. Die besondere Qualität des Handelns (z.B. Problemlösestrategien) wird jedoch nicht weiter geklärt und daher bleibt professionelles Handeln als Handlungsablauftypus im Alltagssprachgebrauch eher unterbestimmt. Die Maßstäbe der Bewertung professionellen Handelns sind interne Kriterien der Organisation im Sinne so genannter „professioneller Standards". Ein Handeln wird dann als professionell angesehen, wenn der Akteur nach außen hin glaubhaft macht, dass er entsprechend den formellen und informellen Standards und Verhaltensanforderungen handelt (Pfadenhauer 2005, S. 11). Die interprofessionelle Beurteilung erfolgt dabei im Wesentlichen in Abgrenzung zur „Unprofessionalität" oder „mangelnden (Semi)-Professionalität", die abgesehen von offensichtlichen Kunstfehlern häufig nur in die je geltenden Regeln und Konventionen eingeweihte Kollegen registrieren, können gleichwohl aber erhebliche Prestigeeinbußen und Karriereeinbrüche nach sich ziehen. Die Beurteilung professionellen Handelns setzt daher spezifisches Wissen beim Bewertenden voraus im Sinne einer interprofessionellen Qualitätsprüfung adäquat angewandter sozial approbierter Lösungen (ebd.). Professionelles Handeln als Handlungstypus ist schlechterdings Wissensarbeit und ganz charakteristisch für Professionen, aber nicht mehr ausschließlich auf diese beschränkt. *„Auch die Handlungslogik der immer mehr an Einfluss gewinnenden Berufsgruppen der Experten, Ratgeber und Berater ist nicht die einer technisch-instrumentellen Anwendung von wissenschaftlichem Regelwissen, das wie die aus naturwissenschaftlichen Gesetzen abgeleiteten Technologien verstanden wird."* (Kurtz 2005, S. 248) Wie das Wissen der Professionen, so ist auch das der Experten ein interpretationsbedürftiges, kontingentes und im Handeln immer wieder neu zu reproduzierendes Wissen (Stehr 1994, S. 371). Professionen wie Experten ist gemein, dass sie professionell Handeln und professionelle Leistungen erbringen. Dabei können sie nicht mehr alle Handlungsoptionen in ihre Entscheidungsfindung einfließen lassen, wodurch ein Zwang zum Handeln unter Ungewissheit, d.h. ohne ausreichend sichere Wissensgrundlagen entsteht. Nicht nur Professionen, sondern allen Wissensarbeitern heute ist gemein, dass Vertrauen in die Zuverlässigkeit der Expertise von den Klienten vorausgesetzt wird. Als Wissensarbeit werden nach Helmut Willke (1998, S. 161) all jene Tätigkeiten bezeichnet, *„die dadurch gekennzeichnet sind, dass das erforderliche Wissen nicht einmal im Leben durch Erfahrung, Initiation, Lehre, Fachausbildung oder Professionalisierung erworben und dann angewendet wird. Vielmehr erfordert Wissensarbeit im hier gemeinten Sinn, dass das relevante Wissen (1) kontinuierlich revidiert, (2) permanent als verbesserungsfähig angesehen, (3) prinzipiell nicht als Wahrheit, sondern als Ressource betrachtet wird und (4) untrennbar mit Nichtwissen gekoppelt ist, so dass mit Wissensarbeit spezifische Risiken verbunden sind."* Sowohl Professionen als auch Wissensberufen (im engeren Sinne Experten) ist gemein, dass es nicht um ein Mehr an Wissen geht, sondern um eine besondere Form des Wissens. *„Es geht um die Unterscheidung von Wissen und Nichtwissen, wobei das Nichtwissen und das Wissen um dieses Nichtwissen für das Handeln genauso wichtig sind wie das, was Professionelle und Wissensarbeiter eigentlich wissen. Und genau in diesem Punkt treffen sich die neuen Wissensberufe mit den klassischen Professionen, ohne das Wissensberufe mit lebenspraktischen Problemen von Klienten zu tun haben oder gesellschaftliche Zentralwerte abdecken müssen."* (Kurtz 2005, S. 250f) Weder das Wissen der Professionen noch der Experten führt zu richtigen - im Sinne von echten - Problemlösungen, sondern eher zu Problemdeutungen, d.h. diese bestimmten Probleme von Klienten werden situativ so umdefiniert und umformuliert, dass sie einer Problemlösung zugeführt werden können, sprich zu den Lösungen der Professionellen passen (Stichweh 1992, S. 38; Pfadenhauer 2005, S. 14). Die besondere Form der Beziehung von Wissen und Handeln im professionellen Handlungskontext bildet das Modell, welches mittlerweile auf viele Wissensberufe übertragen und generalisiert werden kann (Kurtz 2005, S. 251).

2.2 Professions- und Expertentheorien

2.2.1 Zum Professions- und Expertenbegriff

Ein Teil der überkommenen professionssoziologischen Literatur beschreibt Professionen als wissenschaftlich begründete Expertenberufe im Dienstleistungsbereich mit materiellen und immateriellen Vorteilen, d.h. die Professionsangehörigen erweisen anderen Menschen sowie der Gesellschaft entgeltlich einen Dienst, für den sie natürlich eine spezielle Ausbildung benötigen und der sich im so genannten existentiellen Bereich abspielt. Die Professionsangehörigen gelten als Experten/-innen und haben die Möglichkeit, den Zugang und die Ausübung der Profession durch besondere Regelungen nach außen hin abzusichern (Autonomie). Typisch bei der nachfolgend aufgeführten und von verschiedenen Autoren herangezogenen merkmalsbezogenen Professionsdefinition ist die Tatsache, dass für soziologische Beschreibungen von Professionsmerkmalen die ärztliche Profession immer wieder als Musterbeispiel herangezogen wird. Dabei wird von den meisten Autoren (ausführlicher Hesse 1972) argumentiert, dass Professionen durch eben dieses hoch spezialisierte Wissen (Sonderwissensbestände) gekennzeichnet sind, welches an allgemein anerkannten Ausbildungsstätten mittels formalisierter Studiengänge an Hochschulen erworben und durch Examen und Titel geschützt wird. Dabei wird impliziert, dass das Sonderwissen von Laien nicht durchschaut wird und sich dementsprechend weitestgehend auch der Laienkontrolle entzieht. Der Klient (Laie) sucht den Experten gerade deshalb auf, da ihm sein zur Verfügung stehendes alltägliches Wissen zur Bearbeitung seines Problems nicht ausreicht (Maiwald 2004). Dieser Strang der Literatur unterscheidet nicht konsequent zwischen Professionen und Experten. Ein Unterschied zwischen Ärzten und Ingenieuren wird mit diesen Kriterien nicht deutlich sichtbar, weil beide, Ärzte und Ingenieure, diesen Kriterien im Wesentlichen entsprechen. Welche Berufe daher definitiv als Professionen gelten und welche nicht, lässt sich nicht zweifelsfrei erkennen, allerdings, da sind sich Professionssoziologen einig, gehören Ärzte, Juristen und Theologen aufgrund ihrer lang tradierten wissenschaftlichen Ausbildung und Ausrichtung am Gemeinwohl zu den klassischen Professionen (zuletzt Zoege 2004; Schämann 2005; Keyl 2007). Aufgrund der uneindeutigen Zuordnung sprechen Daheim und Schönbauer (1993) nicht von Professionen, sondern von Spezialisten und Experten. Der Wissensvorrat einer Gesellschaft lässt sich analytisch in Allgemein- und Sonderwissen aufgliedern (u.a. Schütz und Luckmann 2003, S. 418ff). Allgemeinwissen wird dahin gehend als Wissen verstanden, das zur Bewältigung von Problemen des täglichen Lebens weitestgehend allen zur Verfügung steht. Das daneben existierende, in Bezug auf nicht-alltägliche Probleme, relevante „abgesonderte" Wissen ist an spezifische soziale Rollen gekoppelt. Dieses Sonderwissen wird nicht an jedermann weitergegeben, sondern nur an die Inhaber der jeweiligen Rolle, die für die Problembewältigung berufsmäßig zuständig sind. Während sich das Allgemeinwissen für die Lösung alltäglicher Probleme nur allmählich verändert, wächst das rollenspezifische Wissen überproportional stark an. Aufgrund der funktionalistischen Differenzierung in unserer Gesellschaft besteht daher nicht mehr die Notwendigkeit, dass sich jedermann spezialisiertes Wissen aneignet, sondern es ausreichend erscheint, wenn jedes Gesellschaftsmitglied weiß, welcher Rolleninhaber für das spezifische Problem die adäquate Problemlösungsstrategie routinemäßig (berufsförmig) vermittelt bekommt. Eine arbeitsteilige Rollendifferenzierung ermöglicht einerseits eine engere Verknüpfung von Erwerb und Generierung von spezifischem Wissen, andererseits ist damit zwangsläufig aber auch die weitere Anhäufung differenzierter Wissensbestände verbunden. In dem Maße, in dem der Spezialist, Experte oder Professionelle als Gesellschaftsmitglied von der Lösung „alltäglicher" Probleme durch spezifische Rolleninhaber, die ihrerseits ebenfalls Spezialisten, Experten oder Professionelle sind, entlastet wird, können sich die spezifischen Rolleninhaber immer intensiver ihrem Spezialbereich widmen. Moderne Gesellschaften sind gerade dadurch gekennzeichnet, dass für immer mehr Lebensbereiche Spezialisten, Experten oder Professionelle (allesamt Wissensarbeiter) für die Bewältigung anfallender Probleme zur Verfügung stehen. Allerdings wird infolge der Ausdifferenzierung des Sonderwissensbestandes die Anwendungsbreite des Wissens in der jeweiligen Rolle (z. B. erkennbar an den extrem ausdifferenzierten Facharztgebieten) zunehmend geringer. Der Erwerb von Sonderwissen erfordert daher immer mehr Zeit und Anstrengung, d.h. berufsförmig organisiert eine immer komplexere Qualifizierung (Pfadenhauer 2003, S. 23ff). Hitzler (1994, S. 25ff) grenzt Expertenwissen in Anlehnung an Daheim und Schönbauer (1993) jedoch von Spezialistenwissen ab. Der Spezialist so Hitzler (ebd.) verfügt über ein aufgabenbezogenes, relativ genau umrissenes Teilwissen innerhalb des Sonderwissensbestandes, welches er zur Erfüllung seiner Funktion benötigt[1]. Nach Hitzler (1994, S. 25) handelt es sich bei Experten um jenen Typus Wissensarbeiter, der einen Überblick über einen Sonderwissensbereich hat und innerhalb dessen er prinzipielle Problemlösungen anbieten bzw. auf Einzelfragen applizieren kann. Dabei ist nicht der Überblick eines Sonderwissensbereiches und damit der Informationszugang allein maßgeblich, sondern die ihm zugebilligte Kompetenz im Sinne von Fähigkeit (Können), Bereitschaft (Wollen) und verantwortlicher Zuständigkeit (Sollen) für die Bereitstellung, Anwendung und/oder Absicherung problemlösungsbezogener Entscheidungen. In Anlehnung an Meuser und Nagel (1991, S. 443) gelten diejenigen Personen als Wissensarbeiter (Professionen und Experten gleichermaßen), die über privilegierte Informationszugänge verfügen und darüber hinaus für den Entwurf, die Implementierung und Kontrolle von Problemlösungen (auch justiziabel) verantwortlich sind. Aufgrund unser funktionalen Ausdifferenzierung in der Gesellschaft überträgt man die Bewältigung lebenspraktisch relevanter Probleme Personen, die dies zur Sicherung ihrer materiellen Existenz, berufsmäßig tun, dafür ausgebildet und mit beruflicher `Lizenz und Mandat´ ausgestattet sind (Luckmann und Sprondel 1972, S. 16). Einen Unterschied auszumachen, könnte hinsichtlich des gesellschaftlich durchgesetzten Tätigkeitsmonopols, d.h. ein besonders hohes Maß an beruflicher Autonomie gelingen. Sie werden bis heute als unverzichtbare Indikato-

---

[1] Zwischen Sonderwissensbeständen und Expertenwissen bestehe, so Hitzler (1994), kein zwingender Sachzusammenhang, d.h., dass spezielles Wissen nicht gleichzusetzen sei mit Expertenwissen. Ein Spezialist in Abgrenzung zum Experten besitzt typischerweise Kenntnisse und Fähigkeiten, die er zur Erfüllung seiner Spezialistenfunktion benötigt, d.h. *„er weiß typischerweise* nicht `näher´ *über das Bescheid, was andere Spezialisten auf dem gleichen Gebiet wissen, jedenfalls nicht über das, was hierzu insgesamt gewusst wird"* (ebd., S. 25). Ihm (dem Spezialisten) fehlt der Überblick über einen Sonderwissensbereich.

ren von Professionen beschrieben (u.a. Hartmann 1972; Hesse 1972). Auch diese Merkmale unterscheiden Professionen und Experten auf den ersten Blick kaum. Nittel (2000, S. 27ff) hebt in Anlehnung an Hughes die aus seiner Sicht zwei wesentlichen Merkmale einer Profession hervor: den gesellschaftlichen Auftrag (Mandat) und die gesellschaftliche Erlaubnis (Lizenz). Die Divergenz zwischen beruflichem Mandat und beruflicher Lizenz zeigt, dass Professionen keine starren Formationen sind, sondern wandelbare, gesellschaftlich produzierte Phänomene, die ihre Existenz und Legitimation immer wieder evozieren müssen. Letztendlich so Nittel (ebd.) entscheidet die Gesellschaft über ein komplexes Mandat und eine vollständige Lizenz, obwohl in den meisten europäischen Ländern eine staatliche Instanz die Entscheidungshoheit für die Einstufung eines Berufes hat. Der Zentralwertbezug eines gesellschaftlichen Problems (z.B. Gesundheit) scheint es zu sein, der die Gesellschaft veranlasst, bestimmten Berufen ein komplexes Mandat und die vollständige Lizenz zu erteilen, anderen nicht. Professionalisierte Experten unterscheiden sich von anderen Berufen dadurch, dass sie eine mit dem gesellschaftlichen Mandat verknüpfte Definitionsmacht gegenüber Sachverhalten und Dienstleistungen in ihrem jeweiligen Geltungsbereich besitzen, d.h. im Dienst der Sache Maßnahmen (im existentiellen Sinne mit z.T. weit reichenden Konsequenzen) für den Klienten ergreifen, die Auswirkungen auf die jeweilige spezifische (Über)-Lebenssituation haben. Dieses Handeln ist im Dienste des öffentlichen Interesses legitimiert und damit sozial lizenziert (u.a. Pfadenhauer 2003; Dewe 2006). Dabei wird jene Gemeinwohlorientierung als Habitualisierung des professionalisierten Experten begriffen und gilt als konstitutiv für professionelles Handeln (Oevermann

1996). Anders formuliert ließe sich der professionalisierte Experte vom nicht-professionalisierten Experten durch die ihm zur Verfügung stehende spezifische strukturelle Machtchance begreifen, die sich so Maiwald (2004, S. 48) *„daraus ergibt, dass ihr Gegenstandsbereich von lebenspraktischen Krisen unterschiedlicher Art gebildet wird."* Es kommen Personen zum Professionellen, die ein Problem haben, welches sie nicht (mehr) selbst bewältigen, aber es auch nicht delegieren können. Der Hilfesuchende ist aufgrund der „Gefangenheit in seiner Problemsituation" meist nicht einmal mehr in der Lage, sein Problem adäquat zu formulieren. Die „stellvertretende Krisenbewältigung" im Oevermannschen Sinne von Deutung (Diagnose) und Bewältigung (Intervention) wird für den konstitutiv professionalisierten Experten (vgl. ausführlicher im Kap. 2.3.3). *„Der aus dem Spannungsverhältnis zwischen Gemeinschaftsinteressen und Klienteninteressen resultierende Loyalitätskonflikt bildet diesem Ansatz zufolge ein Wesensmerkmal von Professionalität"* (Pfadenhauer 2003, S. 91). Als Experten könnte man daher Angehörige sozialer Rollen begreifen, die es verstehen, zu plausibilisieren, dass sie über bestimmte Kompetenzen verfügen. Demnach kommt einer Expertenrolle neben dem differenzierten Wissenshaushalt als Attribut auch eine bestimmte Inszenierungsleistung hinzu, die Pfadenhauer (2003, S. 115ff) als Kompetenz-Darstellungskompetenz beschreibt, d.h. das Wissen, die Kompetenz zu haben, ist das eine, erst mögliche Kompetenzansprüche anderer abzuweisen, führt zu einer gelungenen Darstellung der Expertenschaft. *„Dramatologisch gesehen ist der Experte also der Prototyp des als 'kompetent' und 'legitimiert' - wofür auch immer – anerkannten Akteurs."* (Hitzler 1994, S. 27) Der Experte kann daher als Akteur verstanden werden, dem irgendwie Kompetenzen attestiert werden, auf die andere, die nicht als kompetent gelten (Laien), angewiesen sind (ebd.). Kompetenz ist dabei zu verstehen als soziale Zuschreibung im Sinne von befähigt, bereit und zuständig für etwas zu sein (hierzu u.a. Becker 2005, S. 7ff). Die Verbindung zwischen Kompetenz und Legitimation ist wesentliche Voraussetzung für die Positionierung des Akteurs im sozialen Raum und führt infolge der sozialen Anerkennung des Experten zu Prestige und Sachautorität in der Gesellschaft. Handlungstheoretisch lässt sich der Akteur, im Sinne einer gelungenen Expertisierung, als darstellungskompetenter Kompetenzdarsteller charakterisieren, dessen Erfolg der Kompetenzdarstellungen davon abhängen, ob sie erkannt und anerkannt werden. Der Akteur muss hinlänglich glaubhaft machen, dass er über die tatsächliche Kompetenz verfügt, d.h. er muss über einschlägige Sonderwissensbestände zu einem Problembereich verfügen einschließlich der dazu erforderlichen Emblematik, Symbolik, Riten und Routinen sowie über Kenntnisse, wie diese für die Inszenierung als Expertise genutzt werden können. Hinzu kommt, dass andere sich dieser Kompetenzen als bedürftig erkennen müssen. Hat der Akteur durch einen Zweiten eine Zustimmung als „kompetent" erlangt, sind die wesentlichen Voraussetzungen für die Erlangung eines Expertenstatus erfüllt. Er hat damit gute Chancen besondere Befugnisse durch Dritte zu bekommen (Pfadenhauer 2003, S. 115ff). Inszenierungstheoretisch scheint die Gemeinwohlorientierung als Legitimationsressource eine unverzichtbare Rolle zu spielen, unabhängig davon, ob sie tatsächlich vorliegt oder nur als semantische Maskerade von politisch durchzusetzenden Partialinteressen dienlich ist. Gemeinwohl im Kontext der hier zu untersuchen Fragestellung konnotiert lediglich eine vage und abstrakte Idee eines zentralen gesellschaftlichen Universalwertes im Sinne von „Gesundheit für alle" oder „gleichberechtigter Zugang zur Gesundheitsversorgung". Gemeinwohlorientierung ist ebenfalls konstitutiv für sinnstiftendes, professionelles Handeln und dient darüber hinaus der (im Versuch begriffenen) gemeinsamen beruflichen Identität und Werteorientierung als Kollektiv-Akteure (u.a. Schaemann 2005). Professionelle definieren das Problem gemeinwohlorientierten Handelns derart um, dass es ihrem Lösungshandeln entspricht. Dabei wird das prinzipiell diffuse Laienproblem so umformuliert, dass zu seiner Bewältigung ein Lösungskonzept zur Verfügung steht, das als sinnvolle und plausible Bewältigungsstrategie erscheint. Um jene Aushandlungs- und Kompetenzdarstellungsprozesse konsequent und nachhaltig führen zu können, ist ein kollektives berufspolitisches Handeln (besser Professionspolitik) erforderlich, das sich zum einen auf die Institutionalisierung des Faches, zum anderen auf die Aufgabenverteilung (Rollenfunktion) und zu guter Letzt auf die Abwehr von Außenkontrolle durch die Einführung professioneller Standards konzentriert. Um das zu erreichen, bilden professionalisierte Experten berufsverbandliche Strukturen und haben danach eine eigene Berufsgerichtsbarkeit zur Sicherung der fachlichen Standards im Sinne einer Selbstverwaltung. Sie genießen in der Gesellschaft ein hohes Ansehen und schöpfen daraus entsprechendes Selbstbewusstsein, Karrierechancen und hohes Einkommen. Auch dies gilt zunächst ebenso für Professionen und für akademische Experten.

Zusammengefasst entspricht der Professionelle also weitestgehend der Figur des Experten. Beide verfügen über privilegierte Informationszugänge eines relevanten Sonderwissensbereiches und sind für die Entwicklung, Implementierung (Intervention) und Kontrolle zentralwertbezogener Problemlösungen verantwortlich. Um den Typus des „Experten" sozialwissenschaftlich zu definieren, kommt es also primär nicht auf die empirisch wahrnehmbare objektive Kompetenz an, sondern auf die wahrnehmbaren Kriterien des Kompetenzanspruchs. Als Experte können wir daher Akteure bezeichnen, die glaubhaft machen, dass sie über relevante (exklusive) Wissensbestände verfügen und für sozial relevante Problemlösungen verantwortlich sind, auf die sich Nicht-Experten (Laien) hinsichtlich ihrer lebenspraktisch zu bewältigenden Probleme angewiesen sehen. Experten sind nicht diejenigen, die besondere Kompetenzen haben, sondern jene, die es verstehen, sozial zu plausibilisieren, dass sie über besondere Kompetenzen verfügen. Dabei müssen lebenspraktisch zu bewältigende Probleme dahingehend differenziert werden, ob es sich um Probleme handelt, die vollständig zur Lösung an Experten delegiert werden können (z.B. physikalische Überwachung einer Bestrahlungsanlage durch einen Medizinphysikexperten) oder es sich um personale Krisen handelt, die einer stellvertretenden Krisenbewältigung bedürfen, weil das Problem des Klienten nicht delegiert werden kann (eine Appendizitis eines Patienten kann nicht an jemanden delegiert werden [die Appendizitis bleibt bei diesem Patienten]), sondern der Patient begibt sich zur Problemlösung in die Hände eines professionalisierten Experten, um sich operieren zu lassen. Jene personalen Krisen (hoher Zentralwertbezug z.B. Gesundheit, Unversehrtheit, Autonomie) veranlassen die Gesellschaft, die stellvertretende Krisenbewältigung nicht jedermann zu übertragen. Die Ausstattung mit „vollständiger Lizenz und komplexem

Mandat" verschafft dem professionalisierten Experten einen Sonderstatus gegenüber allen anderen Typen von Experten. Professionelle kann man daher als *„spezifisch moderne, an der Durchsetzung von kollektiven Eigeninteressen orientierte Erscheinungsform von Experten"* auffassen (Hitzler 1994, S. 25), die jedoch aufgrund eines hohen Zentralwertbezugs für die Bewältigung personaler Krisen zuständig sind. Der Grad des Erfolgs politischer Lobbyarbeit und die tatsächliche Durchsetzung der Interessen der Experten in der Gesellschaft mit dem Erreichen vollständiger Souveränität kennzeichnet daher eine gelungene Professionalisierung. Man könnte dies als eine Lesart der Unterscheidung von Experten und Professionen verstehen.

2.2.2 Akademisierung vs. Verwissenschaftlichung

Nach den historischen Analysen von Lundgreen (2002) sind allerdings Akademisierung, Professionalisierung und Verwissenschaftlichung keineswegs zusammenhängende, sondern drei zu differenzierende Teilprozesse, die über lange Zeit unabhängig voneinander verlaufen sind und deren wechselseitige Verquickung zu einer Dynamik führt, die gegenwärtig zu beobachten ist und erst heute gern undifferenziert als Professionalisierung zusammengefasst wird. Dabei werden völlig unterschiedliche Aufgaben über einen Leisten geschlagen, d.h. sozial approbiertes Lösen lebenspraktisch zu bewältigender Probleme von Klienten, womit sowohl Krisenbewältigungen im Arbeitsbündnis mit einer Person als auch unpersönliche Aufgaben der Naturbeherrschung in gleicher Weise Professionen zugeordnet werden. Merkmale, die der Dienstleistungsaufgabe äußerlich sind, werden Konstitutiva des Professionalisierungsbegriffs. Da der

Begriff der professionalisierungs- bzw. expertisierungsbedürftigen Aufgabe fehlt, kann auch nicht festgestellt werden, inwieweit diejenigen, die mit einer solchen Aufgabe betraut sind, tatsächlich schon zum (professionalisierten) Experten wurden. **Akademisierung** ist demnach Ausdruck einer Institutionalisierung von Bildung und Wissen, damit verbunden also eine Art Schulkultur bzw. Verschulungsprozesse, die historisch ihren Ursprung in der Vermittlung der lateinischen Sprache an Klosterschulen fanden und später aufgrund verschiedener spezifischer, funktionaler Differenzierungsprozesse zur Ausbildung von Gymnasien und Universitäten führten. Die Schule wird deklaratorisch zu einer sozialen Erfindung größter Tragweite. Gymnasien und Universitäten stehen also im historischen Kontext betrachtet noch heute an der Spitze eines hierarchischen, ausdifferenzierten Spektrums von Bildungseinrichtungen (ausführlicher Lundgreen 2002). Der Akademisierungsbegriff ist so unspezifisch, dass es im Kampf um Anerkennung nicht nur für alle Berufe erstrebenswert ist, ihr Tätigkeitsfeld zu einer akademischen Disziplin zu machen. Es erscheint auch möglich und sinnvoll: Wenn zwischenmenschlich kontrollierbare Erfahrungen Dritter (externe Evidence empirisch gehaltvoller Theorien) zur sinnvollen Grundlagen von Handlungen werden, gibt es keinen Bereich, über den nicht sinnvoll an Universitäten geforscht und gelehrt werden könnte. (Behrens 2000). Wovon jedoch handelt die **Verwissenschaftlichung**? Lundgreen (2002) beschreibt jenen Prozess als eine sukzessive Umstellung von Erfahrungswissen auf wissenschaftlich fundiertes Wissen zur Delegitimation traditioneller Handlungsanweisungen zugunsten von Expertenkulturen. Behrens (2002), Behrens und Langer (2004) zeigen, dass diese Expertenkulturen sich wieder traditionalisieren und „Lehrmeinungen" sich faktisch der intersubjektiven Prüfbarkeit entziehen. Diese intersubjektive Prüfbarkeit ist aber die Bedingung von Wissenschaft und daher die Legitimationsgrundlage von Professionen wie Experten. Experten- und Professionskulturen im Sinne Lundgreens stehen immer in Gefahr, durch jedermann prüfbare Evidence durch Eminenz zu ersetzen (ausführlicher bei Behrens 2002; Behrens und Langer 2004, Kap. 1). Kritisch zu Lundgreen ist anzumerken, dass er den Unterschied zwischen Evidence und Eminenz nicht zentral genug stellt. Die Verwissenschaftlichung von Praxis führte in beachtlicher Weise zum dem, was sich historisch im Aufbau und heute in expandierender industrieller und staatlicher Forschung widerspiegelt und damit verbunden zu einem enormen wissenschaftlich-technischen Fortschritt sowie einen stetig wachsenden Arbeitsmarkt für Akademiker. Die Verwissenschaftlichung führt zur Entwicklung immer neuer Tätigkeitsfelder für neue Wissensarbeiter und damit insgesamt zu Berufen, die sich durch wissenschaftlich begründbare Innovationen rechtfertigen (Kachler 2003b; Kachler und Behrens 2005).

2.2.3 Das Konzept der Semi-Professions

Amitai Etzioni (1969), den Zoege (2004, S. 228), Schaemann (2005, S. 31) und andere rezipiert haben, konstruiert ein weiteres Professionsmodell, das in Abgrenzung zwischen einfachen Berufen (Non-Professions) und Voll-Professionen eine weitere Gruppe beschreibt, die er als Semi-Professions bezeichnet und daher weder der einen noch der anderen Position zuzuordnen ist. Diese Berufsangehörigen, beispielsweise zählt er Lehrer, Krankenschwestern oder Sozialarbeiter dazu, seien im Vergleich zu Professionsangehörigen durch eine kürzere Ausbildungszeit charakterisiert und würden ihr Wissen lediglich anwenden, jedoch nicht selbst erzeugen, d.h. auch Wissenschaft betreiben. Darüber hinaus seien Professionsangehörige in der Regel mit existentiellen Problemen zwischen Leben und Tod konfrontiert, Semi-Professions eher nicht oder wenn, dann wie im Fall von Krankenschwestern, ohne echte eigene Entscheidungskompetenz. Ein weiteres Merkmal Semi-Professioneller sei noch, dass sie in ihrer Berufsausübung sowie Berufsausbildung meist durch andere Professionsangehörige kontrolliert würden und daher die für Professionen typische Autonomie der Wissensproduktion und Anwendung fehlen würde. Dabei spielt der geschlechterhierarchische Aspekt eine weitere wesentliche Rolle bei der Bewertung von Berufsangehörigen zu Professions oder Semi-Professions. Etzioni betont, dass ein Teil der Problematik der Semi-Professions der Tatsache geschuldet sei, dass typische Professions männlich und typische Semi-Professions eher weiblich sind und dass daher für diese Berufsgruppe kein zufriedenstellender gesellschaftlicher Status vorhanden ist. Seiner Empfehlung nach sollten sich daher die Semi-Professions einen gesellschaftlich anerkannten Platz suchen, der ihrem Wissenskorpus entspricht, d.h. zwischen den Voll-Professionen und den einfachen Berufen. Ihr Streben, eine Voll-Profession werden zu wollen, sei ein nicht gangbarer Irrweg. Auch Etzioni hat bei seinen „Semi-Professionen" keinen Begriff einer professionalisierungsbedürftigen Handlung. Lehrertätigkeiten, aber auch Pflegetätigkeiten sind Handlungen, die nur im Arbeitsbündnis mit individuellen Klienten erfolgreich sein können und eigenverantwortliche Entscheidungen voraussetzen, weil die Vorschriften notwendig zu allgemein für den Einzelfall bleiben müssen. Insofern können diese

Tätigkeiten als professionalisierungsbedürftige erörtert werden, auch wenn die Berufsgruppen, die sie ausüben, noch keine Professionen sind. Das Wort „Semi-Profession" erhielte einen präzisen Sinn, weil der Maßstab klar ist, an dem gemessen, eine Professionalisierung nur halb gelang (Kachler und Behrens 2005).

2.3 Professionalisierung vs. Expertisierung

2.3.1 Zum Professionalisierungs- bzw. Expertisierungsbegriff

Unter Professionalisierung wird insbesondere im Alltagsverständnis ein Entwicklungsprozess verstanden, den Berufe durchlaufen können, um sich dem sozialen Phänomen „Profession" zu nähern oder aber dergestalt, dass (jegliche) Tätigkeiten aufgrund ihrer (neuen) Komplexität verberuflicht werden, um ihren Marktwert im Gefüge der gesellschaftlichen Arbeitsteilung zu erhöhen. *„Eine Profession ist ein soziales Aggregat, und Professionalisierung stellt einen sozialen Prozess dar, dessen Ausgang unbestimmt ist."* (Nittel 2000, S. 49) So könnte es sein, dass Professionalisierungsprozesse nicht selbstverständlich mit dem Aufbau gelungener Professionalität enden. Professionalität kann sich aber auch jenseits einer Profession ausbreiten (Pfadenhauer 2003, 2005; Pundt 2006). Professionalisierung kann man als einen Steigerungsprozess einer Berufspopulation auf der Makroebene begreifen, hingegen ist Professionalität eng verknüpft mit dem Individuum, also Ausdruck der individuellen Handlungskompetenz und damit der professionellen Leistung im beruflichen Alltag [Mikroebene] (Schaemann 2005). Nittel (ebd.) stellt bei seinem Unterfangen, Profession und Professionalisierung voneinander abzugrenzen, das Handlungssubjekt in den Mittelpunkt der Betrachtung. Demnach umfasst das Subjekt einer Profession die

Summe aller beruflichen Rollenträger, die im Besitz einer bestimmten beruflichen Lizenz sind. Demgegenüber stehen die Laien, Klienten und Novizen. Professionalisierung als Subjekt zu fassen, ist sehr viel schwieriger, da eine Vielzahl unterschiedlicher Akteure (Berufsangehörige, berufspolitische, gesellschaftspolitische, wissenschaftliche und öffentliche Entscheidungsträger) beteiligt sind, die an der Konstitution eines bereits existierenden Berufs etwas ändern oder einen neuen Beruf zu kreieren suchen. Lundgreen (2002) formuliert ohne Unterscheidung zwischen Professionalisierung und Expertisierung: *„Professionalisierung handelt von bestimmten Berufsgruppen, die mit ihrer Ausbildung an der allgemeinen Akademisierung partizipieren"*. Professionalisierung kann also als ein Prozess verstanden werden, in dem ein Beruf in eine Profession umgewandelt wird und damit als Schaffung neuer, auf Wissenschaft basierender Berufe, die für sich den Status Profession in Anspruch nehmen (Hesse 1972). Demnach kann Professionalisierung als eine *„Spezialisierung und Verwissenschaftlichung von Berufspositionen aufgrund gestiegener Anforderungen an das für die Berufsausübung erforderliche Fachwissen, verbunden mit einer Höherqualifizierung der Berufsausbildung, der Einrichtung formaler Studiengänge, einer Kontrolle der Berufsqualifikation und des Berufszugangs durch Fachprüfungen, der Organisation der Berufsangehörigen in besonderen Berufsverbänden, der Kodifizierung berufsethischer Normen, der Zunahme universeller Leistungsorientierung und beruflicher Autonomie sowie einer Steigerung von Berufsprestige und -einkommen"* verstanden werden (Büschges 2007). Diese indikatorische Begriffsdefinition, die einem Merkmalskatalog gleichkommt, ist ebenso voll anwendbar auf eine Expertisierung von Berufspositionen und daher wenig geeignet, den Unterschied zwischen Professionalisierung und Expertisierung offen zu legen. So kommt dem Begriff gewissermaßen eine hybride Qualität zu, da einerseits eine kollektive Durchsetzungsstrategie zur Sicherung oder Verbesserung der Einkommens- und Karrierechancen determiniert und andererseits auf notwendige individuelle und kollektive Qualifizierungsprozesse im Sinne einer Professionalisierungsbedürftigkeit der Handlungsaufgabe abstellt (Nittel 2000). Wenn also nach der Motivation für Professionalisierungs- und Expertisierungsdiskussionen gefragt wird, lässt sie sich mit einer beabsichtigten Aufwertung der Berufsposition hinsichtlich der Arbeitsbedingungen, des Einkommens, der Autonomieansprüche, der Bildungs- und Karrierechancen begründen (u. a. Kälble 2005). Aber Professionalisierungs- und Expertisierungsprozesse zeigen sich auch in Form von Leistungsdruck und Furcht vor Rationalisierung, die zahlreiche Gesundheitsberufe im Bemühen um Professionalisierung tangieren und damit unmittelbar Fragen nach der beruflichen Qualifizierung aufwerfen (Pundt 2006). Daher kann man als Auslöser von Professionalisierung- bzw. Expertisierungsprojekten einerseits eine hohe intrinsische Motivation bei den Berufsangehörigen begreifen, die dann infolge zu einem Mehr an Berufszufriedenheit, Status und Einkommen führen soll. Nicht vergessen werden darf aber, dass Prozesse der Berufskonstruktion auch von außen, also fremd gesteuert, initiiert werden können, d.h. nicht die eigenen Berufsangehörigen begründen die Notwendigkeit für Veränderungen, sondern soziale Akteure wie Unternehmen, Wirtschaftsverbände und staatliche Institutionen konstruieren ein neues Berufsbild aufgrund der veränderten Anforderungen an die Arbeitskraft und den ermittelten Bedarf. Allerdings geht es hierbei in erster Linie nicht um die Einkommensverbesserung der Berufsangehörigen, sondern um die Deckung der Nachfrage nach Arbeitskräften mit einem spezifischen Kompetenzprofil (Hesse 1972). Andererseits können, als etwas abgewandelte Variante der Berufskonstruktion, Professionalisierungs- oder Expertisierungs-prozesse auch als Reaktion auf erhöhte soziale Ansprüche in der Gesellschaft resultieren. Diese sozialen Ansprüche an die Expertise bleiben jedoch mehr oder minder ungerühmt, da die Gesellschaft trotz hoher Leistungsanforderung, die Abnehmer (Klienten) nicht beabsichtigen, mehr dafür zu bezahlen (erwarten eher Arbeit aus Überzeugung) (Nittel 2000). Im Zentrum der Überlegungen zu Professionalisierungsbedingungen aus der machttheoretischen Perspektive steht die institutionelle Organisation des Berufes, d.h. welche spezifischen Kompetenz- und Zuständigkeitsmuster erforderlich sind, damit eine erfolgreiche Durchsetzung in den relevanten gesellschaftlichen Feldern hinsichtlich weit reichender spezifischer Regelungen für den Berufszugang (Lizenz), die -ausübung sowie -autonomie (Mandat) gelingt (Keyl 2007). Dabei scheint der Zusammenhang zwischen Akademisierung und Professionalisierung deutlich zu sein, zumindest wenn man bei der berufssoziologischen Definition das zuvor beschriebene Merkmal „Bildung und Wissen" berücksichtigt. Professionen sind demnach Berufe, die ihren Expertenstatus und ihre exklusive Stellung am Arbeitsmarkt ihrem besonderen, vor allem aber lizenzierten Sonderwissen (wozu neben wissenschaftlichem abstrakten Wissen auch Regel-, Erfahrungs- und Prozesswissen gehört) verdanken, so dass Qualifikation und Lizenz notwendig miteinander verbunden sind. Dabei ist es die Lizenz, die nicht nur eine bestimmte Qualifikation, sondern vor allem eine bestimmte hochschulische Form ihres Erwerbs und ihrer Prüfung zur Voraussetzung macht. Qualifikation allein reicht nicht, die Lizenz erst schafft den Zugang zur Tätigkeit. Lizenzen sind Tätigkeitsmonopole, wie sie auch aus dem zünftigen Handwerk überkommen sind: Als Handwerker darf der Klempner keine Lampe aufhängen. Der Pfarrer darf nicht am Krankenbett Medikamente reichen. Als Kurpfuscher und Quacksalber wird jeder Behandelnde staatlich verfolgt, der nur Kenntnisse und Fähigkeiten besitzt, aber keine Lizenz[2]. Die Universität und universitäre Staatsexamina gewinnen erst Bedeutung durch das mit ihm verbundene Berufsmonopol (Behrens und Langer 2004). Diese Sichtweise alleine ist allerdings wenig geeignet, herauszuarbeiten, was einen erfolgreichen Professionalisierungsprozess ausmacht. Professionalisierung aus einer rein machttheoretischen Perspektive zu analysieren, blendet die Ebene des professionellen Handelns als spezifische Handlungslogik weitestgehend aus. Diese soll anhand einer strukturtheoretischen Perspektive ergänzt werden. Harold L. Wilensky (1972, S. 209) formulierte in seinem Aufsatz *„Jeder Beruf eine Profession?"*, dass Professionen Berufe seien, die wissenschaftlich fundiertes Wissen in eine klientenbezogene Berufspraxis umsetzen. Das *wissenschaftliche Wissen* spielt also eine zentrale Rolle für Professionen: *„Es scheint eine optimale Wissensbasis für professionelle Praxis zu geben – sie darf nicht zu vage, aber auch nicht zu präzise sein, nicht zu weit, aber auch nicht zu eng"* (Wilensky 1972, S. 209). Diese optimale Wissensbasis ist als eine Kombination abstrakten Wissens und praktischen Erfahrungs-, Regel- und Prozesswissens (im Sinne ei-

---

[2] Dies lässt sich eindrucksvoll noch heute erkennen anhand der Regelungen zur Ausübung des Berufes des Heilpraktikers (Gegen-Experte).

ner wissenschaftlich reflektierten Praxiserfahrung) zu verstehen. Damit ist gemeint, dass die Wissenschaftlichkeit als expliziter Teil der Wissensbasis angesehen wird und durch den impliziten Teil, dem Erfahrungs-, Regel- und Prozesswissen zum einen, aber auch der Intuition des Professionellen als Ausdruck eines *„Hauchs des Mysteriösen"* zum anderen vervollständigt und damit zur professionellen Wissensbasis wird. Dieses *„nicht zu vage, aber auch nicht zu präzise"*, *„nicht zu weit, aber auch nicht zu eng"* Wilenskys lässt sich heute als das Verhältnis von externer Evidence und interner Evidenz fassen: externe Evidence umfasst die kontrollierte Erfahrung Dritter, z.B. in klinischen Studien. Aus ihnen lässt sich aber keineswegs die Entscheidung im Einzelfall eines einzigartigen Klienten ableiten. Um externe Evidence nutzen zu können, bedarf es der nur im Arbeitsbündnis mit dem individuellen Klienten zu erarbeitenden internen Evidenz, die die biographischen Ziele, Werte und Vorlieben, Empfindungen und Lebensumstände berücksichtigen. Professionen wie Experten sind daher typischerweise mit der Bewältigung kritischer Schwellen und Gefährdungen menschlicher Lebensführung befasst. Professionen hingegen helfen hebammengleich, diese interne Evidenz zum Ausdruck zu bringen - im Respekt vor der Autonomie der Lebenspraxis ihrer individuellen Klienten. Sie verfehlen ihre Berufsaufgabe, wenn sie aus der externen Evidence der Erfahrungen Dritter ohne hinreichende interne Evidenz Entscheidungen für ihren Klienten ableiten (ausführlicher in Behrens und Langer 2004, S. 24 ff.) Ein solcher Aufbau interner Evidenz ist offensichtlich nur bei der Bewältigung personaler Krisen möglich und sinnvoll. Der individuelle Klient ist in seiner Situation schutzbedürftig, was so viel bedeutet, dass er sein Problem (also die Krise seiner individuellen, autonomen

Lebenspraxis) nicht delegieren kann. Eine spezifische Problemstruktur ist nur dann professionalisierungsbedürftig, wenn neben der spezifischen Form der stellvertretenden Krisenbewältigung zugleich ein gesellschaftlicher Zentralwert angesprochen wird. Professionen verfügen im Unterschied zu Experten über eine spezifische strukturelle Machtchance, die sich daraus ergibt, dass ihr Gegenstandsbereich die Bewältigung lebenspraktischer Krisen umfasst. Klienten des Professionellen sind Personen, die sich in einer lebenspraktischen Krise befinden, die sie nicht selbst bewältigen, aber auch nicht delegieren können (z.B. eine Krankheit). Hinzu kommt, dass diese Klienten aufgrund ihrer Verfangenheit in der Krise nicht einmal ihr Problem hinreichend definieren können. Experten sind ebenfalls für die menschliche Krisenbewältigung unerlässlich, allerdings erfolgt keine stellvertretende Krisenbewältigung. Ein Tragwerksplaner ebenso wie der Medizinphysikexperte (MPE) müssen ebenso mit ihren Klienten (Auftraggebern) die individuellen Ziele, Wünsche und Bedürfnisse berücksichtigen und zugleich an die Sicherheit der Bevölkerung und die des Klienten denken (gesellschaftlicher Zentralwert Sicherheit). Im Unterschied zum professionalisierten Experten handelt es sich beim Tragwerksplaner oder MPE um einen Typus eines nichtprofessionalisierten Experten, da das Problem des Klienten delegationsfähig ist und nicht unmittelbar in seine individuelle, autonome Lebenspraxis zugreift (Maiwald 2004, S. 44ff). Die Konsequenzen professionellen Handelns des beispielhaften Experten sind mittelbarer Natur, da bei unsachgemäßer Abwägung der Interessen des Klienten und ihres Expertenwissens eine Fehleinschätzung zu erheblichen Sicherheitsproblemen führen kann. Experten nutzen andere Ressourcen und spezifische Praxen z.B. Naturgesetze für Sicherungsleistungen für ihre menschliche Krisenbewältigung. Mit einem Schiff über dessen Ziele oder mit einer Bestrahlungsanlage über ihre Vorlieben zu sprechen, ist nicht möglich und gehört keinesfalls zu den Berufspflichten des modernen Ingenieurs im Unterschied zu seinem Vorläufer, dem Schamanen. Daran wird wieder der Unterschied zwischen Professionen, die interne Evidenz im Arbeitsbündnis mit ihren Klienten aufzubauen haben, und Experten deutlich, die beide für die menschliche Krisenbewältigung unverzichtbar sind. Das Handeln des professionalisierten Experten ist insofern selbst krisenhaft, da es sich nicht vollständig rationalisieren lässt. Es muss im Arbeitsbündnis zwischen allgemeinem Regelwissen und konkretem Fall unter strukturell eingelagerter Unsicherheit vermitteln. Allerdings macht eine akademische Ausbildung eine Berufsgruppe noch nicht zur lizenzierten Profession und Expertenschaft mit staatlich durchsetzbarem Tätigkeitsmonopol und darüber hinaus erlangen nicht alle Professionen – historisch betrachtet – ihren Status über eine akademische Qualifikation. Lundgreen (2002) charakterisiert in Anlehnung an Calvert (1967) zwei unterschiedliche Sozialmodelle des Erwerbs berufsbezogenen Wissens: **shop culture** vs. **school culture**. Der Erwerb berufsbezogenen Wissens am Arbeitsplatz, fassbar im Sozialmodell der Meisterlehre im Handwerk, ist der älteste und dominante Modus. **Shop culture** (nicht-akademische Ausbildung) meint also die Verkörperung des Erfahrungswissens von Personen. Wichtig in diesem Zusammenhang ist die Tatsache, dass der Zugang zu diesem Wissen begrenzt ist und erkauft werden muss, d.h. die selbständige Berufsausübung erfolgt über korporative Zulassungskriterien (Zünfte, Kammern). Historisch gesehen, gehören hierzu u.a. auch die Berufe der Ingenieure, Architekten, Apotheker oder Chirurgen. Die **shop culture** wurde im letzten Drittel des 19. Jahrhunderts zunehmend durch die **school culture** (akademische Ausbildung) verdrängt, d.h. Universitäten werden bevorzugt zu Stätten fachlicher Ausbildung der Professionen. Die Wissensbestände in unserer heutigen Gesellschaft sind stark ausdifferenziert und für die Lösung spezifischer Probleme gibt es institutionelle Zuständigkeiten. In diesem Sinne kann man die moderne Gesellschaft wohl tatsächlich gewissermaßen eine Expertengesellschaft nennen. *„Expertisierung ist nicht nur Grundlage der Professionalisierung, sondern ist auch die Grundlage für andere („Experten'-) Berufe in der „Wissensgesellschaft', etwa auch für ingenieurales Handeln"* (Keyl 2007, S. 34). Expertisierung als Voraussetzung der Professionalisierung meint dabei den Prozess der sozialen Verfestigung von Berufsrollen durch Systematisierung eines Sonderwissensgebietes (abstraktes wissenschaftliches Wissen einschl. berufsspezifischen Regel-, Erfahrungs- und Prozesswissens), die Länge und Komplexität der Ausbildung, die Beglaubigung beruflicher Kompetenzen und damit die Ausstattung mit beruflicher Lizenz und gesellschaftlichem Mandat, die zur Bewältigung lebenspraktischer Probleme von Klienten (Laien) an diese (Experten) delegiert werden können. Professionalisierung hingegen ist eine spezifische Ausprägung der Expertisierung von Berufsrollen aufgrund einer spezifischen Handlungslogik, die als Konstitutiv die stellvertretende Bewältigung lebenspraktischer Krisen im Arbeitsbündnis mit dem individuellen Klienten voraussetzt, die vom Klienten nicht delegiert werden können, da sie ihn unmittelbar betreffen. Expertise ist zwar eine notwendige, aber keine hinreichende Voraussetzung für die Professionalisierung und dass eine akademische Ausbildung aus einer Berufsgruppe noch keine Profession generiert, wird deutlich, wenn man sich bewusst macht, dass Bildungspatente noch keine exklusive Stellung am Arbeitsmarkt und eine Freiberuflichkeit garantieren. Beispielhaft genannt seien die akademischen Berufe wie Sozial- und Geisteswissenschaftler, Betriebswirte, Naturwissenschaftler etc. Die Funktion einer Profession wird wie zuvor bereits beschrieben durch soziale Werte legitimiert, dieses erst ermöglicht eine weit reichende Handlungsautonomie, da die Tätigkeit in wesentlichen, nicht allen Teilen durch individuelles Ethos und professionsinterne Kontrollen begrenzt wird (Hans-Uwe Hohner 1997). Akademisierung darf gleichwohl auch nicht mit Expertisierung gleichgesetzt werden, ebenso nicht Expertisierung mit Professionalisierung. Resümierend könnte man festhalten, dass eine Akademisierung der Professionen bzw. eine Expertisierung sich aus heutiger Sicht als Ausdruck gestiegener Anforderungen an die Leistungsfähigkeit der Expertise und einer Leistungssteigerung durch Verwissenschaftlichung bzw. einer Dynamik des wissenschaftlichen Fortschritts legitimiert.

2.3.2 Grundzüge der modernen deutschen Professionalisierungsdebatte

Im Rekurs auf die bereits zuvor dargestellten Begriffsdefinitionen von Professionen und Experten (vgl. Kap. 2.2) lassen sich Professionalisierung und zum Teil auch die Expertisierung in unterschiedlichen Denkrichtungen und theoretischen Bezugsrahmen wieder finden (zuletzt rekapituliert Schmeiser 2006). Bis heute gibt es nur wenige Arbeiten, die sich hinreichend mit der Professionalisierungsproblematik der nichtärztlichen Gesundheitsberufe beschäftigt haben. Möglicherweise lassen sich aus einer eher allgemein geführten soziologischen Debatte, Erkenntnisse ableiten, die für die heutige Diskussion relevant sind. Die frühen Arbeiten der 1960-iger und 1970-iger Jahre beschäftigten sich daher nicht mit einzelnen Berufen, sondern der Professionalisierungsprozess als solcher stand vielmehr im Mittelpunkt sowie die Bedeutung spezialisierten Wissens in einer hoch arbeitsteiligen Gesellschaft (Daheim 1992; Zoege 2004). Die wissenssoziologischen Ansätze aus einer eher machtheoretisch orientierten Perspektive sprechen von einer sozialen Rekonstruktion der Wissensverteilung in modernen Gesellschaften. Experten werden demnach als Träger sozialer Rollen deklariert, die glaubhaft machen, dass sie über ein sozial approbiertes Sonderwissen zu Lösung lebenspraktischer Probleme verfügen. Aufgrund ihrer Kompetenzdarstellungskompetenz können sie Kompetenz- und Zuständigkeitsansprüche in der Gesellschaft gegenüber anderen sozialen Akteuren erfolgreich abwehren (Durchsetzungsstrategie) und so ihre Autonomie als Wissensverwalter absichern (u.a. Hitzler 1994; Pfadenhauer 2003). Allerdings standen, wie gesagt, (ärztliche) Gesundheitsberufe immer als Beispielfälle für allgemeine Professionalisierungstheorien. Myron Lieberman, den Hesse (1972) ausführlich rezipiert hat, verstand unter Professionalisierung das Anstreben der zuvor genannten Professionsmerkmale (indikatorische Begriffsdefinition, vgl. Kap. 2.2) und das Abgrenzen von anderen Berufen. Neben der Abgrenzung zu anderen Berufsgruppen ist das Anstreben der Hochschulausbildung der professionalisierungswilligen Berufsgruppe eine wesentliche Voraussetzung, über die die zukünftigen Berufsangehörigen ihr Wissen erlangen. Wichtig dabei ist, dass die Ausbildung der Berufsangehörigen durch sie selbst erfolgen muss, d.h. dass sie auch direkten Einfluss auf die curriculare

Entwicklung der Ausbildungsgänge und Wissensvermittlung haben. Darüber hinaus hält Lieberman es für außerordentlich wichtig, dass die Professionellen ihr Bild in der Öffentlichkeit selbst bestimmen und definieren, worin ihr Dienst an der Allgemeinheit besteht bzw. welche Qualität sie erbringen. Hesses ausführliche Rezeption der angloamerikanischen Professionalisierungsliteratur ist aus seiner Sicht neben der Bestandsaufnahme vor allem als Abgrenzung der Literaturlage zu deutschen Verhältnissen zu verstehen (Hesse 1972, S. 84ff). Er unterscheidet zwischen Professionalisierung und Berufskonstruktion, wobei das entscheidende Differenzierungskriterium zwischen beiden Begriffen das Maß an Autonomie und beruflicher Handlungsfreiheit darstellt (ebd., S. 130). Hansjürgen Daheim (1967) jedoch kritisiert diese rein merkmalsbezogene Zuordnung zum Professionsstatus und vertritt einen prozessualen Ansatz in der Vorstellung eines Kontinuums zwischen kaum und voll professionalisierten Berufspositionen. Daheim postuliert, dass in der stetigen wissenschaftlich-technischen Entwicklung und deren Eindringen in weite Bereiche der arbeitsteiligen Welt, die Ursache für den Wandel der Berufe zu finden sei. Zudem merkt er an, dass sich seiner Auffassung nach immer mehr Berufe in eine voll professionalisierte Position entwickeln werden. *„Je komplexer die Technologie ist, die bei der Lösung der funktionalen Probleme einer Gesellschaft eingesetzt wird, desto größer wird die Zahl halb- oder voll professionalisierter Berufspositionen, sei es, dass neue Positionen dieser Art entstehen, sei es, dass bestehende Positionen höherqualifiziert werden."* (Daheim 1967, S. 51) Professionalisierung ist daher, allerdings nur bei professionalisierungsbedürftigen Aufgaben, als fortschreitender Prozess in Richtung Vollprofession zu verstehen, aber gleichzeitig kann dieser Prozess verbunden sein mit Deprofessionalisierungstendenzen oder dem Aufkommen deprofessionalisierter Spezialisten innerhalb eines vormals homogenen Berufes. Insbesondere die Professionalisierungsdebatte der nichtärztlichen Gesundheitsberufe führt zu einer Diskussion über Deprofessionalisierung bei den ärztlichen Berufskollegen, aber auch innerhalb der eigenen Berufsgruppe. Es handelt sich also bei der aktuellen Professionalisierungsdebatte um (berechtigte) Ängste vor dem Verlust von Autonomie, Kontrolle und Status im Gesundheitsversorgungssystem und einer Infragestellung von Macht, Autorität und gesellschaftlicher Anerkennung bei den Angehörigen etablierter Profession. Bei den professionalisierungswilligen Berufen dagegen geht es um das Bestreben, Ansehen, Einfluss, Autonomie und Einkommen zu vermehren. Diese angestrebte Stellung kann allerdings nur mit einer funktionalen, gesellschaftlichen Notwendigkeit begründet werden, mit dem gesellschaftlichen Bedarf an Professionen oder Experten, die die zunehmende Komplexität von Wissen und die Technisierungsdynamik nur in der Stellung relativ autonomer (professionalisierter) Experten für die Praxis zur Lösung lebenspraktischer Probleme nutzbar machen können. Professionalisierte Dienstleistungen werden nach Oevermann (1996) als stellvertretende Krisenbewältigung durch wissenschaftlich methodisierte Expertise verstanden. Daher ist als Voraussetzung zu klären, ob sich bei einem beruflichen Handeln überhaupt von einer Professionalisierungsbedürftigkeit ausgehen lässt. Frühere Hilfsberufe der Ärzteschaft verwandeln sich mit der Komplexität ihrer Aufgaben selber in (professionalisierte) Experten, da die früheren anleitenden Berufe ihnen nicht mehr genügend genaue Weisungen geben können. Gleichzeitig ist nicht auszuschließen, dass die alten Hilfsberufe sich selber differenzieren in Experten einerseits und deren nur kurz ausgebildete Helfer andererseits (Kachler und Behrens 2005).

2.3.3 Revidierte Professionalisierungstheorie

Das historisch gewachsene rein expertokratische Praxisverständnis von professionell Handelnden begann sich allmählich zu verändern, als das Wort Professionalisierung bei den Klienten selber ein Schimpfwort wurde. Die Wissenschaftsgläubigkeit habe nachgelassen, so fasst Daheim (1992) diesen Prozess zusammen. Der Bildungsstand der Bevölkerung ist gestiegen und damit gerate das auf blindes Vertrauen ausgerichtete Professionsverständnis z.B. vieler Ärzte zunehmend in Widerspruch zum Bedürfnis eines mündigen Bürgers nach Selbst- und Mitbestimmung. Gleiches gälte für die Ablehnung bzw. Abschottung professionell Handelnder von jeglicher Laienkontrolle bzw. -kritik (Daheim 1992). Die Exklusivität des Sonderwissens wird zunehmend bezweifelt, da insbesondere aufgrund der massenmedialen Informationszugänge die Sonderwissensbestände nicht mehr durch Professionelle geschützt sind und sie so der massenmedialen wie individuellen Kritik ausgesetzt sind. Professionalisierung erscheint in dieser Diskussion daher weniger als das Ergebnis einer begründeten Sachlage als vielmehr das Resultat eines gegebenen Durchsetzungspotentials einer Berufsgruppe aus der Bewertung eines spezifischen Bedarfs und im zähen Ringen zwischen unterschiedlichen Akteuren (Stemmer 2003). Da jede Berufsgruppe Vorteile aus der Stellung von Professionen und Experten zöge, überrascht es nicht, dass sie mit den verschiedensten Mitteln um diese Stellung kämpfen. Diese Forschungsrichtung der Professionstheorie stützt sich vor allem auf die Kämpfe von Berufsgruppen um die Stellung als Profession aus einer machttheoretischen Perspektive und hat im Laufe der Zeit viel wichtiges historisches Material zusammengetragen (zuletzt Schmeiser 2006). Sie konzentriert sich aber nicht mit derselben Energie auf das Thema des Professionalisierungsbedarfes von Handlungsfeldern. Die Frage nach der Professionalisierungsbedürftigkeit von Handlungsfeldern ist dagegen die Perspektive, die Oevermann seit Jahrzehnten einnimmt. In Abkehr von der machttheoretisch orientierten Perspektive einer Professionstheorie stellt Oevermann (1996) eine neuartige Theorie vor, in der er die vorhandenen analytischen Defizite bestehender Überlegungen zu überwinden versucht und der Beantwortung der Frage, wie die Spezifik der beruflichen Handlungslogik beschrieben werden könnte. Seine Theorie, auf die er in den 1980-iger Jahren an zahlreichen Stellen rekurrierte, beschreibt in der hier rezipierten Arbeit von 1996 ein Konzept professionellen Handelns, in dem er darlegt, welche Kompetenzen klientenzentrierte Berufe für ihr Handeln benötigen. Der Kern professionellen Handelns bildet demnach das Arbeitsbündnis, das er als Strukturort der Vermittlung zwischen Theorie und Praxis betrachtet. Demnach gibt es ohne professionell Handelnde keinen Theorie-Praxis-Transfer (Oevermann 1996). Das Verhältnis zwischen Theorie und Praxis kann daher folgendermaßen beschrieben werden: die Wissenschaft bildet die theoretische Grundlage für das professionelle Handeln in der Praxis, da die Professionsangehörigen ihr Handeln im Sinne eines reflektierenden Praktikers begründen müssen. Andererseits wird die Begründungsverpflichtung an die Wissenschaft zurückgegeben, d.h. eine getroffene Entscheidung des professionell Handelnden wird durch forschende Professionsangehörige reflektiert und kann damit nachträglich bestätigt oder revidiert werden. Die Reflexion der Praxis und Rückmeldung an die Wissenschaft ist insofern wichtig, als dass dadurch das Professions- bzw. Berufskulturwissen ständig durch Forschungsleistungen weiterentwickelt werden kann und somit wiederum anderen professionell Handelnden als Wissensbasis zur Verfügung steht (ebd., S. 131f), als externe Evidence der intersubjektiv nachvollziehbaren Erfahrung Dritter (Behrens und Langer 2004, S. 21ff). In diesem Merkmal unterscheiden sich Experten nicht von Professionen. Hervorzuheben an Oevermanns Professionalisierungstheorie ist die Interaktion mit den Klienten im Prozess des Arbeitsbündnisses, d.h. eine *„zugleich diffuse und spezifische Beziehung zum Klienten, dessen leibliche und/oder psychosoziale Beschädigung beseitigt oder gemildert werden soll."* (ebd., S. 115) Dabei geht der Klient ein Arbeitsbündnis aufgrund seines Leidensdruckes mit dem Professionellen ein, wobei die Autonomie des Klienten gegenüber dem professionell Handelnden gewahrt bleibt, in dessen Hände er sich begibt (stellvertretende Krisenbewältigung). Die beschädigte Autonomie, wie Oevermann den Hilfebedarf von Menschen nennt, darf nicht noch durch den Therapeuten im Sinne des professionell Handelnden verstärkt werden, d.h. Therapieerfolg und autonome, schutzbedürftige Persönlichkeit gehören nach Oevermanns Menschenbild untrennbar zusammen (ebd., S. 115ff). In diesem Sinne benötigen die professionell Handelnden für die Interaktion mit dem Klienten im Arbeitsbündnis neben einer wissenschaftlich-methodischen Qualifikation eine interventionspraktische Entscheidungskompetenz sowie hermeneutisches Fallverstehen. D.h. klientenzentrierte Berufe sind erst dann professionalisiert, wenn sie ihr Handeln wissenschaftlich begründen können (Begründungsverpflichtung). Professionen sind nach Oevermann (ebd., S. 124) *in doppelter Weise professionalisiert.* „*Sie sind zum einen professionalisiert hinsichtlich der Einübung in den wissenschaftlichen Diskurs (...) Diese Professionalisierung teilen sie mit allen akademischen Berufen. Sobald nun die Anwendung (...) auf die Lösung der Probleme einer konkreten Praxis wie der Therapie ansteht, ist eine zweite, nochmalige Professionalisierung notwendig, die sich wiederum auf das Verhältnis von Wissenschaft und Praxis bezieht, aber dieses Mal in der konkreten, zugleich personalisierten Beziehung zum Klienten bzw. Patienten.*" Diese zweite Professionalisierung ist nur für Tätigkeiten nötig, in denen es des Aufbaus interner Evidenz im Arbeitsbündnis mit dem Klienten bedarf. Das Tätigwerden, das keiner stellvertretenden Krisenbewältigung aufgrund kritischer Schwellen und Gefährdungen menschlicher Lebensführung bedarf, so überaus komplex und anspruchsvoll es auch sein mag, braucht demnach keiner zweiten Professionalisierung (Behrens 2002; Behrens und Langer 2004, S. 22ff). Der professionell Handelnde muss sowohl für die Deutung als auch für die Intervention bei jedem Klientenkontakt zu einem individuellen Fallverstehen finden, d.h. er muss seine umfassenden theoretischen Kenntnisse abgleichen mit seinem Erfahrungswissen (Reflexion) und sie darüber hinaus fallverstehend in den konkreten Kontext der Lebens- und Traumatisierungsgeschichte des Patienten einbringen (Oevermann 1996, S. 126). Im Unterschied zu den bisherigen professionstheoretischen Ansätzen geht es vielmehr darum, sich bei der Betrachtung von Professionen von Merkmalen und Privilegien zu lösen, als deren Arbeit (Handeln) im strukturtheoretischen Sinne zu fokussieren. Abbott versteht Professionalisierung als Erwerb der Zuständigkeit basierend auf Wissen und Fähigkeiten, abstraktes Wissen auf bestimmte gesellschaftlich relevante Problemstellungen anzuwenden. *„Verschiedene Professionen konkurrieren um ihren Anteil an der Zuständigkeit für ein Problem. Sie müssen plausibel machen, dass ihr Typ von Wissen für die Lösung des anstehenden Problems in einem bestimmten Feld das richtige ist. Voraussetzung für die erfolgreiche Auseinandersetzung um die Zuständigkeit für die Problemlösung in einem Feld ist in jedem Fall die professionelle Kontrolle des eigenen Wissens, das heißt über seine Produktion und Vermittlung und über seine Anwendung und Evaluation in der Praxis."* (zitiert in Rabe-Kleberg 1996, S. 290) Wie bereits zuvor beschrieben, wird das Zuständigkeitsmonopol der ärztlichen Profession zunehmend kritischer betrachtet, aus der Tatsache resultierend, dass das Laienwissen durch ein allgemein höheres Bildungsniveau steigt und zu einer verstärkt kritischeren Haltung gegenüber Professionen führt. Das betrifft nicht nur die Haltung der Patienten gegenüber den ärztlichen Heilberufen, sondern auch die nichtärztlichen Gesundheitsberufe geraten ebenso zunehmend unter Legitimationsdruck. Verbraucherschutz bezüglich gesundheitlicher Dienstleistungen hat heute stärkeres Gewicht hinsichtlich einer geforderten Qualitätssicherung und notwendiger professioneller Standards. Daher handelt es sich nicht um eine auf professionell Handelnde beschränkte Entwicklung, sondern versteht sich allgemein als Ausdruck der gesellschaftlichen Entwicklung und Ansprüche (Kachler und Behrens 2005). Ein anderer Aspekt kommt der von Rabe-Kleberg (1996) beschriebenen zunehmende Komplexität der Problemlagen zu und damit die notwendigerweise interprofessionelle Kooperation mit anderen Berufsgruppen. Rabe-Kleberg

(1996) führt weiterhin aus, dass personale Gesundheitsdienstleistungen immer eine Arbeit unter Ungewissheit darstellen, daher aufgrund geringer Standardisierbarkeit selbst krisenhaft, sprich nicht vollständig rationalisierbar sowie durch unstetige Belastung gezeichnet ist, weshalb ein Überschuss an beruflicher Qualifikationen in Reserve gehalten und entsprechend neue Kompetenzen generiert werden müssen. Nach Abbott wird professionelle Arbeit in einem *„Spannungsdreieck der Handlungstypen Diagnose, Schlussfolgerung und Anwendung gesehen. Dabei gilt die Schlussfolgerung als die eigentliche professionelle Arbeit (...). Auf dem Hintergrund eines solchen Handlungskonzeptes kann Professionalität als die subjektive Fähigkeit und Bereitschaft begriffen werden, die Ungewissheit des Handelns zu ertragen, (...) zu reflektieren und auf Basis von Zuständigkeit auch Verantwortung für das Handeln zu übernehmen."* (zitiert in Rabe-Kleberg 1996, S. 295) Der von Oevermann präsentierte Ansatz hat zweifellos den Vorteil, dass er die Struktur professionellen Handelns analysiert. Kritisch an diesem eher idealtypischen Modell ist vielmehr, dass auch dieses eine sehr radikale Variante darstellt. Es lässt sich ebenso wenig in empirisch überprüfbare Handlungsmaxime übersetzen, wie die „klassischen Professionstheorien". Auch dieser Ansatz weist analytische Defizite auf und daher kann es auch nur ein „Interimsmodell" sein. Dieses Konzept vernachlässigt nahezu vollständig die machttheoretische Perspektive im Professionsverständnis (Maiwald 2004; Dewe 2006, S. 31f). Professionalisierung (im Sinne einer Berufsaufwertung) gelingt Combe und Helsper (1996) zufolge nur durch ein Mehr an Ausbildung, d.h. durch staatliche Anerkennung von Abschlüssen, Berufsbezeichnungen und Berufsberechtigungen. Eine spezifische Handlungslogik ist ebenso wie Expertise eine notwendige, aber jedoch keine hinreichende Voraussetzung für eine gelungene Professionalisierung respektive Expertisierung. Eine Verknüpfung beider (macht- und strukturtheoretischer) Perspektiven scheint unter analytischen Gesichtspunkten erforderlich.

3 MTLA in der biomedizinischen Analytik

Bevor auf den Professionalisierungs- oder Expertisierungsprozess und dessen notwendige Konsequenzen eingegangen wird, ist ein kurzer Rückblick in die Berufsgeschichte der MTLA gestattet. Die Zusammenschau profitiert dabei überwiegend von der herausragenden Pionierarbeit, dem bis heute unübertroffenem Standardwerk von Stefan Kirchberger (1986), der bisher als einziger den Berufsstand MTA zum soziologischen Betrachtungsgegenstand erklärt hat.

War die Medizin im 19. Jahrhundert noch eine Domäne der ärztlichen Kunst, wird sie zunehmend zur Naturwissenschaft, so Kirchberger (1986). So führten die Entdeckung der Röntgenstrahlen 1895 und ihre technische Umsetzung bzw. Anwendung für diagnostisches und therapeutisches Handeln bzw. die Anwendung physikalisch-chemischer Messverfahren und Methoden in der klinischen Laboratoriumsdiagnostik zu einem Paradigmenwechsel und damit zu einer Stärkung der naturwissenschaftlich orientierten Medizin. Eingebettet in diesen Prozess entstand ein neuer Berufszweig der Medizinisch-technischen Assistenz, der mittlerweile auf eine über 100-jährige Berufsgeschichte zurückblicken kann.

Die Entstehung des MTA-Berufsbildes kann einerseits als Reflex auf die technische Entwicklung innerhalb der Medizin verstanden werden. Diese eher bedarfsorientierte Sichtweise der Berufskonstruktion wird auf die progrediente Entwicklung von Naturwissenschaft und Technik und die damit verbundene Ausdifferenzierung der Medizin zurückgeführt, auf die die Organisation menschlicher Arbeitskraft durch die Etablierung innovativer Berufe habe reagieren müssen. Die Berufsentstehung wird einseitig auf einen arbeitsmarktbedingten

Bedarf zurückgeführt, wodurch die Konzeption medizinischer Hilfsberufe als Reaktion auf einen objektiven Bedarf gesehen wird. (ausführliche Rezeption von Kraus et al. 2004, S. 53ff). Kirchberger (1986) hingegen hat diesen Ansatz aufgegriffen und führt die Berufsentstehung als einen Ausdruck durchgesetzter sozialer Interessen zurück. Demnach sei der Beruf nicht zwangsläufig als Reaktion auf einen objektiven Bedarf entstanden, sondern bestimmte soziale Gruppen, die an der Entstehung des Berufsbildes interessiert waren, forcierten die Entwicklung. Für ihn gaben die Aktivitäten des Berliner Lette-Vereins den entscheidenden Impuls. Hier „*wurde ein Ausbildungskonzept geschaffen, das auf Frauen der `mittleren und höheren Gesellschaftsklassen´ zugeschnitten war*" (Kirchberger 1986, S. 17). Bedingt durch die Verberuflichungsstrategie des Lette-Vereins weist Kirchberger der „*quasi-akademischen Qualifikation*" der MTA-Ausbildung eine besondere Funktion zu, d.h. „*als Äquivalent für die Beschränkung auf einen begrenzten Abnehmerkreis – das Berufsfeld Medizin – (...) die Gewähr bieten, sich konkurrenzlos und damit für die Ärzte unersetzlich zu machen*" (ebd., S. 28). Durch die Festlegung des Lette-Vereins, als Zugangsvoraussetzung zur MTA-Ausbildung den Lyzeumsbesuch bis zur mittleren Reife nachweisen zu müssen, erfolgte automatisch eine Beschränkung des Zugangs zum Beruf für „sog. höhere Töchter" und damit eine Abgrenzung zur unteren Bevölkerungsschicht.

Anders als das Berufsbild der „Röntgenphotographin", das eine eindeutige „Erfindung" des Lette-Vereins ist und deutliche Akzente des bestehenden Ausbildungsberufs „Photograph" aufweist, ist das Berufsbild der „Laborgehilfin" allmählich aus der Praxis heraus entstanden, ohne an einen bisher bestehenden Beruf anknüpfen zu können. So ist die „Laborgehilfin" mittelständischer Herkunft, was eine Distanzierung zum „Laboratoriumsdiener" erlaubt, der auf den Broterwerb angewiesen ist. Die „Laborgehilfin" verstand ihre Tätigkeit eher als Liebhaberei, als *„Anregung zur Fortbildung im Sinne humanistischer Bildungsideale zu betreiben"* (ebd., S. 28). Sowohl die Tätigkeiten der „Röntgenphotographin" als auch der „Laborgehilfin" sind „Zuarbeiten" in der medizinischen Praxis und haben sich historisch betrachtet als Frauenberufe entwickelt (Kraus et al. 2004, S. 56f).

Kraus (2004, S. 59) weist m. E. zurecht darauf hin, dass ein Verberuflichungsprozess, wenn er als Erfolg eines sozial durchgesetzten Interesses verstanden werden kann, nicht auch ohne einen wenigstens latenten oder besser akuten Bedarf am Arbeitsmarkt gesellschaftlich protegiert wird. Daher war es dem Lette-Verein gelungen, in Zeiten eines Qualifikationsbedarfs, ein von sozialen Interessen geleitetes Verberuflichungskonzept zu kreieren, das gleichzeitig am Markt potente Abnehmer findet.

In der Anfangsphase der Entstehungsgeschichte des MTA-Berufes hatte die MTA ihren souveränen Platz in der Versorgung sowohl im Röntgen- als auch im Laborbereich. Diese Souveränität war dadurch begründet, dass ihre Tätigkeit (also die der Röntgen-, bzw. Labor-MTA) eine Kunstfertigkeit war und darin ihre Unabkömmlichkeit des subjektiven Faktors demonstrierte. *„Ihre Lernbereitschaft, Flexibilität, Kombinatorik und Geschicklichkeit, kurz: ihre Erfahrung und Urteilsfähigkeit erschienen als unverzichtbar und waren lange Zeit tatsächlich."* (Kirchberger 1986, S. 240) Die Bewältigung der Arbeitsleistung, die sich aus den praktischen Schwierigkeiten im Umgang mit den Apparaturen und Messmethoden ergaben, erforderten bei den MTA ein hohes Maß an individueller Anpassung, naturwissenschaftlich-theoretische Kenntnisse, Routine und ständige Weiterbildungsbereitschaft. *„Erst die Praxis der MTA und ihr berufsbildprägender Habitus – „Verantwortung" – realisierten, was die Apparatur zu leisten vermag."* (ebd., S. 241)

Solange nur wenige Ärzte auf dem Gebiet der Labordiagnostik bzw. Röntgenologie spezialisiert waren, war die Souveränität der MTA in ihrer Berufsausübung nicht gefährdet. Die MTA schloss die Lücke zwischen Bedarf und Angebot diagnostischer Leistungen. *„Medizinische Erfolge, das industrielle Angebot an Gerätschaften und Materialien, Rechtsprechung zum Begriff der „ärztlichen Hilfeleistung", Konkurrenzsituationen innerhalb der ärztlichen Profession, die Möglichkeiten betriebswirtschaftlicher Kalkulation und organisatorischer Veränderungen im Bereich der ambulanten wie stationären Versorgung führten allerdings dazu, dass die Ärzteschaft den Tätigkeitsbereich der MTA mehr und mehr besetzte. Damit war ihre originäre Kompetenz infrage gestellt.* (ebd., S. 241)"

Nachdem die technisch-apparativen und organisatorischen Voraussetzungen infolge eines bestimmten erreichten Grades an Vereinfachung in der Handhabung der Methoden günstig und eine breite Anwendungsbasis garantiert waren, rückte aufgrund der sich anschließenden Spezialisierung innerhalb der Ärzteschaft die Kompetenz der MTA für Röntgen- und Labordiagnostik immer mehr in den Hintergrund. Die Automatisierung und Mechanisierung im Labor- und Röntgenbereich führte zu einer Entwicklung, die die Kunstfertigkeit der MTA entbehrlich machte. Die Kunstfertigkeit der MTA und ihre Verantwortungsbereitschaft wird zu einer luxuriösen Angelegenheit, d.h. Naturwissenschaft und Technik profilierten nicht mehr die MTA, sondern diese werden erstmalig reduziert auf eine eingeschränkt - dienende Funktion (ebd., S. 242). Pointiert kann zusammengefasst werden: erst mit der technischen Standardisierung, Vereinfachung und Automatisierung, die die Erfahrung, Kunstfertigkeit, Urteilsfähigkeit der MTA-Laborleitung tendenziell ersetzen und überflüssig machen können, wird die Übernahme der Laborleitung für Ärzte interessanter. Die MTA wird vom eigenständig spezialisierten Zulieferer diagnostisch relevanten Wissens zur ausschließlichen Hilfskraft des ärztlichen Laborleiters.

Die fortschreitende Technisierung der Diagnostik im Bereich der Laboratoriumsmedizin und Radiologie führt sowohl bei den ärztlichen Professionen zu einer zunehmenden Spezialisierung der Disziplinen, aber natürlich auch bei den MTA-Berufen. Problematisch erscheint in dieser Phase der Berufsentwicklung, dass bereits eine zunehmende Substitution der MTA durch angelernte Hilfskräfte zu beobachten ist, die ihren Platz in der Gesundheitsversorgung einnehmen. Ursache ist die weitgehend automatisierte und zum Teil standardisierte Arbeitswelt im Bereich der Labor- und Röntgendiagnostik trotz fortschreitender Spezialisierung, die dann als reine „Knöpfchendrücker" verkommen. Die eigentliche Kunstfertigkeit jener Leistung ist nun nicht mehr im Kompetenzbereich der MTA, sondern ausschließlich Angelegenheit der ärztlichen Profession. Kirchberger (1986, S. 243,245) formulierte die Situation der MTA-Berufe wie folgt: *„Nicht die technikinduzierte Spezialisierung zum*

Radiologen oder Laborarzt, sondern sein Arzt-Sein hob ihn gegenüber der MTA hervor. Was bei ihr zur Zusatzqualifikation geraten war – die Kunst als Inbegriff von Urteils- und Entscheidungsfähigkeit – erschien bei ihm erneut als Essentiale seine Praxis. Damit war jede Verfestigung des MTA-Berufes im Sinne einer konkurrenzfähigen, professionellen Verselbständigung illusorisch geworden. (...) Der einstige Anspruch des Berufes, flexibles Bindeglied zwischen Naturwissenschaft und Gesundheitsversorgung zu sein, hier Mittlerfunktion auszuüben, hätte sich also erst wieder zu bewähren."

3.1 Der Prozess der biomedizinischen Laboratoriumsanalytik

Das Tätigkeitsfeld der MTLA umfasst als zentrale Gesundheitsdienstleistung die biomedizinische Laboranalytik[3] mit dem Ziel der Beantwortung ärztlicher Fragestellungen, die sich auf einen bestimmten Patienten unter Bezugnahme anamnestischer Erhebungen, physischer Untersuchungen und dem Gegenstand des Arzt-Patienten-Gesprächs beziehen und dem Arzt zur Erkennung, Behandlung bzw. zur Verlaufskontrolle von Erkrankungen oder der Gesundheitsvorsorge dienen. Das Tätigkeitsspektrum der MTLA umfasst die Gewinnung und Aufbereitung des Untersuchungsmaterials, die Durchführung sämtlicher Untersuchungsgänge in der biomedizinischen Laboranalytik einschließlich der Ergebniserstellung,

---

[3] Biomedizinische Analytik ist ein Überbegriff für Untersuchungsgänge in der klinischen Laboratoriumsdiagnostik, Infektionsdiagnostik bzw. Pathologie und umfasst sowohl die klinisch-chemische, hämatologische, immunhämatologische, hämosteologische, immunologische (einschl. allergologische und immungenetische), mikrobiologische (einschl. bakteriologische, mykologische, parasitologische, infektionsserologische und infektionshygienische), virologische, molekularmedizinische, humangenetische, histologische und zytologische Laboranalytik sowie Funktionsuntersuchungen am Patienten (z.B. Belastungstests). Je nach diagnostischer Fragestellung und Untersuchungsmethode kann der beschriebene Prozess etwas variieren, ist jedoch unabhängig davon, ob die Analyse voll-, halbautomatisiert oder manuell durchgeführt wird.

die Qualitäts- und Plausibilitätskontrolle der Analysenresultate sowie die Übermittlung des Laborberichtes bzw. –befundes an den Auftrag gebenden Arzt. In der Labordiagnostik wird kein abstraktes Analysenergebnis erstellt, das den chemischen, physikalischen oder biologischen Sachverhalt einer Untersuchungsprobe eines Patienten charakterisiert, sondern das Analysenergebnis ist eine exakt bestimmte Messgröße, die basierend auf der ärztlichen Fragestellung und der klinischen Interpretation eine Beschreibung des Gesundheitszustandes eines Patienten erlaubt. Auf dem Gebiet der Histologie/Zytologie führt die MTLA die technische Aufbereitung der Zell- und Gewebeproben durch und beurteilt die Präparate auf ihre Brauchbarkeit für die ärztliche Diagnose. In der gynäkologischen Zytodiagnostik ist es darüber hinaus die Aufgabe der MTLA, die zytologischen Präparate auf pathologische Veränderungen zu untersuchen und im Falle der Feststellung von Abnormitäten der ärztlichen Befundung zuzuleiten (Kachler 2003b, 2004, 2006a).

Um die Handlungen der MTLA einordnen zu können, wird zunächst der Prozess der biomedizinischen Laboranalytik verdeutlicht. Der Ablauf einer biomedizinischen Laboruntersuchung lässt sich in die drei Phasen Präanalytik – Analytik – Postanalytik differenzieren (s. Abb. 1). Dabei beginne die erste Phase einer Laboruntersuchung in einem Bereich, der sich dem direkten Einfluss des Laboratoriums weitestgehend entzieht, nämlich im Gehirn des Arztes und seines Patienten, so führt Thomas (2005b) in das Kapitel „Laborbefund" ein. Während die Phase des analytischen Prozesses in den Verantwortungsbereich des Labors fällt, obliegt die Verantwortung der prä- und postanalytischen Phase weitestgehend dem Auftrag gebenden Arzt. Die präanalytische Phase umfasst die Indikationsstellung für

Labortests, die Patientenvorbereitung für die Probennahme, die eigentliche Gewinnung des Untersuchungsmaterials sowie den Probentransport ins Labor gekoppelt mit dem Auftrag für die biomedizinische Analytik (Kachler & Behrens 2005, Kachler 2006a, 2007a).

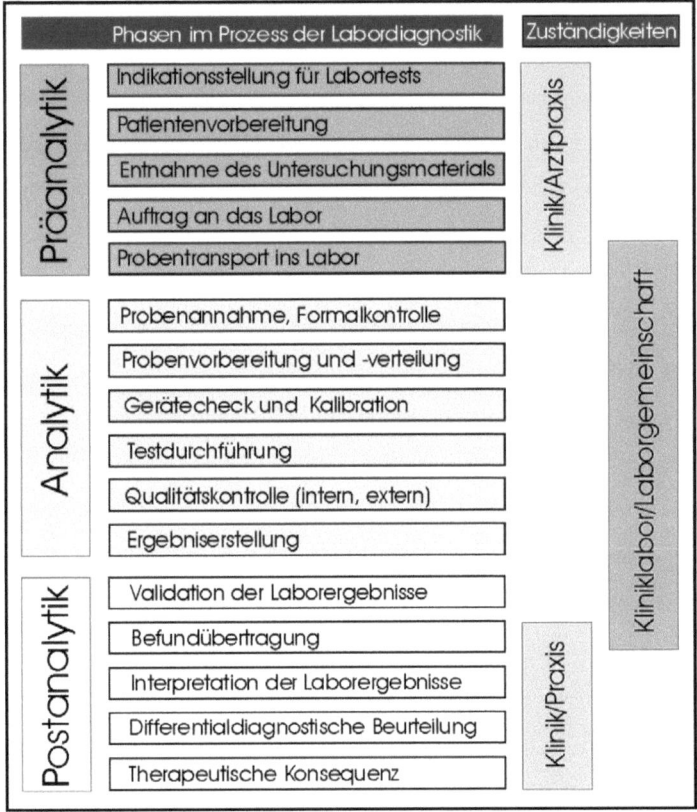

Abb. 1: Phasen im Prozess der Labordiagnostik. (Quelle: Kachler 2007a)

3.1.1 Vom Analysenergebnis zum Laborbefund

Der analytische Teil beginnt mit der Auswahl geeigneter Methoden, der anschließenden Bestimmung der angeforderten Messgröße(n), der Ergebniserstellung und mündet mit der analytischen Beurteilung des Ergebnisses in einen Laborbefund (Thomas 2005a). Dieser Beurteilungsprozess erfolgt mehrstufig. Im ersten Beurteilungsschritt wird die Zuverlässigkeit des Analysenergebnisses unter Einbezug einer grundsätzlichen Methodenkritik überprüft, unabhängig davon, ob es sich hierbei um eine chemische, molekularbiologische, physikalische, mikrobiologische bzw. immunologische Analysemethode handelt. Die verwendete Untersuchungsmethode sollte dem Stand der Wissenschaft entsprechen. Bei der Beurteilung des Testergebnisses auf Zuverlässigkeit werden zunächst die Resultate des Gerätechecks, der Kalibration, der Qualitätskontrolle und dem Vorhandensein möglicher Störgrößen einbezogen, d.h. das Analysenergebnis wird technisch validiert. Das Abfragen einer vorhandenen Störgröße gehört zu den Aufgaben des beauftragenden Arztes, die Aufgabe des Untersuchers jedoch besteht in der Beurteilung des Einflusses von Störgrößen auf die Analyse. Bei der **technischen Validation** wird das Laborergebnis lediglich unter methodischen Aspekten beurteilt, d.h. es wird geprüft und bewertet, ob die Analyse technisch einwandfrei erfolgte (Kachler & Behrens 2005, Kachler 2006a, 2007a).

3.1.2 Plausibilitätsprüfung des Ergebnisses

Das Laborergebnis wird anschließend unter Bezugnahme biologischer Daten des jeweiligen Patienten und Daten aus der Literatur auf der zweiten, der **biomedizinischen Ebene** beurteilt, d.h. biomedizinisch validiert[4].

---

[4] Zur klaren sprachlichen Abgrenzung zwischen der Arzt-Expertise und der MTLA-Expertise empfiehlt der Autor den Begriff der biomedizinischen Validation zu verwenden. Er ersetzt den häufig missverständlichen Begriff der medizinischen Validation (siehe Abb. 2) (Kachler 2006a, 2007a).

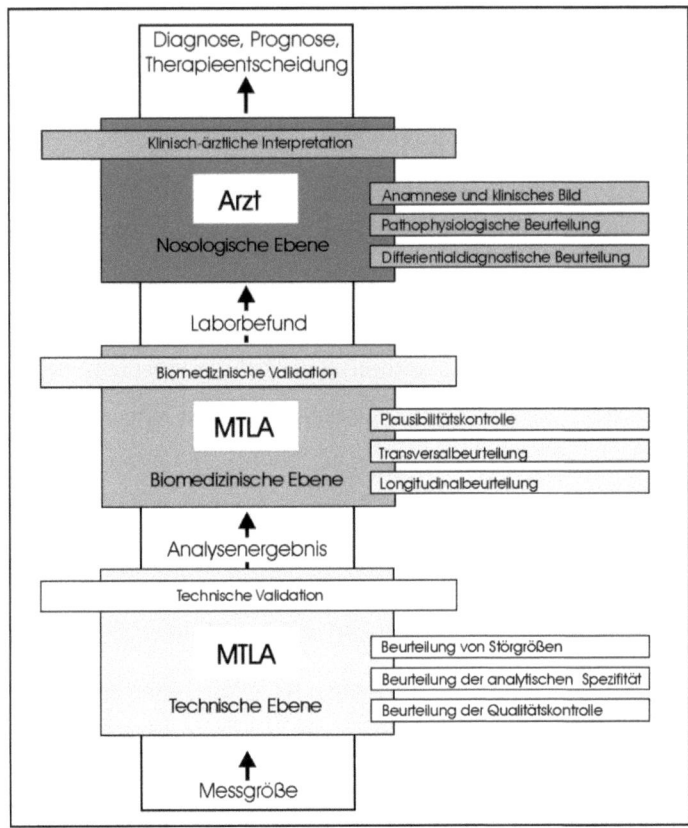

Abb. 2. Validation von Laborergebnissen. (Quelle: Kachler 2007a)

Durch die Plausibilitätskontrolle wird das Analysenergebnis für einen bestimmten Patienten unter Berücksichtigung allgemeiner biologischer Daten großer Kohorten beurteilt (Stamm und Büttner 1995). Dabei unterscheidet sich die Plausibilitätskontrolle von der Qualitätskontrolle auf der technischen Ebene dadurch, dass nicht nur das Analysenergebnis, sondern Fehler sowohl in der präanalytischen Phase (Probenidentifikation, Probenentnahme, Patientenvorbereitung) als auch **Fehler**, die durch patientenbedingte Einfluss- und Störgrößen (z.B. Medikation) entstehen, berücksichtigt und beurteilt werden können. Einflussgrößen (z.B. Alter, Geschlecht) führen zu einer veränderten Qualität bzw. Quantität des zu messenden Analyts und reflektieren die *in-vivo*-Verhältnisse des Patienten, die es bei der Interpretation zu berücksichtigen gilt. Dagegen sind Störgrößen nicht Ausdruck einer biologischen Regulation bzw. Dysregulation, sondern führen zu Interferenzen bei der gewählten Messmethode. Die longitudinale- bzw. transversale Beurteilung der Ergebnisse ermöglicht die Bewertung der Messgrößen beim selben Individuum während eines bestimmten Zeitintervalls bzw. durch eine vergleichende Beurteilung der ermittelten Messgröße mit einem Referenzkollektiv (s. Abb. 3) (Stamm und Büttner 1995; Fiedler und Thiery 2004; Thomas 2005a).

3.1.3 Postanalytische Phase

Die Beurteilung der Messgrößen schlägt sich in der Formulierung eines Laborberichts oder Laborbefundes nieder. Hier erfolgt eine Einordnung des Ergebnisses vor dem Hintergrund der diagnostischen Fragestellung des Auftrag gebenden Arztes. Diese erfolgt in Form einer Kommentierung des Ergebnisses im Zusammenhang mit dem Referenzbereich für das Analyt oder einer summativen verbalen Beurteilung des Sachverhalts. Richtigerweise ist zu unterscheiden zwischen einer Ergebnisinterpretation des beauftragten Labors im Sinne einer analytischen Beurteilung (biomedizinische Ebene) sowie der klinischen Interpretation dieses Laborbefundes durch den Auftrag gebenden Arzt (nosologische Ebene), da die Einordnung des Laborbefundes im Kontext des individuierten Patienten zu sehen ist, wobei er unverzichtbar und zusammen mit anderen diagnostischen Verfahren (z.b. Radiologie, Funktionsdiagnostik etc.) Bestandteil ärztlichen Handeln geworden ist (Stamm und Büttner 1995; Fiedler und Thiery 2004; Thomas 2005a). Externe Evidence umfasst die kontrollierte Erfahrung Dritter (wie sie bei der Plausibilitätsbeurteilung zum Ausdruck kommt als Erkenntnis über Ergebnisse z.b. klinischer Studien zur Ermittlung von Referenzbereichen). Aus ihnen lässt sich aber keineswegs die Entscheidung im Einzelfall eines einzigartigen Klienten ableiten. Um externe Evidence nutzen zu können, bedarf es der nur im Arbeitsbündnis mit dem individuellen Klienten zu erarbeitenden internen Evidenz, die die biographischen Ziele, Werte und Vorlieben, Empfindungen und Lebensumstände beinhaltet. Professionen (hier die ärztliche Kunst) helfen, diese interne Evidenz zum Ausdruck zu bringen – im Respekt vor der Autonomie der Lebenspraxis ihrer individuellen Klienten. Sie verfehlen ihre Berufsaufgabe, wenn sie aus der externen Evidence der Erfahrung Dritter (z. B. Laborbefund) ohne hinreichende interne Evidenz Schlussfolgerungen oder Entscheidungen für ihre Klienten ableiten (Kachler und Behrens 2005). Einseitige Überschätzungen von Laborbefunden können zu erheblichen Fehlinterpretationen führen, daher ist die kompetente Koordination aller diagnostischen Informationen durch den klinisch tätigen Arzt das angestrebte Ziel. Eine enge Zusammenarbeit zwischen Labor und Kliniker ist jedoch unerlässlich, um das diagnostische Optimum für die Patienten zu erreichen (Bruhn und Fölsch 1999).

Kriterium	Beispiel
Formalkontrolle	formale Kontrolle der Patientenidentifikation, des Probenmaterials und des Untersuchungsauftrags
Qualitätssicherung	interne Präzisions- und Richtigkeitskontrolle, externe Qualitätskontrolle (Ringversuche)
analytische Spezifität	Feststellung, dass nur die Komponente bestimmt wird, die sie vorgibt zu messen durch fundierte Methodenkritik einschl. der Kenntnis über die Nachweisgrenze und des Messbereiches der eingesetzten Methode, Überprüfung und Bewertung der Kalibration, Gerätecheck
Störgrößen	z. B. Hämolyse, Lipämie, Medikamenteneinnahme, aber auch Faktoren wie Temperatur, Lagerung, Transport des Materials etc. beeinflussen die angewandte Messmethode und liefern u. U. fehlerhafte Testergebnisse. Die enge Zusammenarbeit zwischen auftraggebendem Arzt und Labor hinsichtlich der Präanalytik ist daher unerlässlich
Einflussgrößen	z. B. Schwangerschaft, Alter, Geschlecht, Ethnizität, Medikamente, Nahrungsaufnahme reflektieren die In-vivo-Verhältnisse des Patienten
Plausibilitätskontrolle	umfasst die Extremwertkontrolle (Feststellung eines Testergebnisses, das mit dem Leben nicht mehr vereinbar wäre), die Trendkontrolle (Delta-Check) bzw. die Konstellationskontrolle (Beurteilung der aktuellen Konstellation zweier oder mehrerer Messgrößen zueinander z. B. bei der Blutgasanalyse) sowie das Herausfiltern von kritischen Alarmwerten
Longitudinal- und Transversalbeurteilung	Bewertung der Messgrößen beim selben Individuum während eines bestimmten Zeitintervalls bzw. durch eine vergleichende Beurteilung der ermittelten Messgröße mit einem Referenzkollektiv

Abb. 3: Kriterien der analytischen Beurteilung (Quelle: Kachler 2006a).

3.2 Berufsrechtliche Aspekte

MTLA üben ihre berufliche Tätigkeit im Rahmen der Laboratoriumsdiagnostik in der klinischen und ambulanten Versorgung aus sowie in Forschung, Entwicklung, Lehre und der Industrie. Dabei reicht das Spektrum der Berufsausübung von der originären diagnostischen Tätigkeit in Gesundheitseinrichtungen (Klinik, Arztpraxis, diagnostische Institute und Behörden z.b. Landesuntersuchungsstelle) bis hin zur Beschäftigung z.b. als technische Assistenten für die wissenschaftliche Unterstützung in sog. F&E-Vorhaben an Universitäten, wissenschaftlichen Instituten, der pharmazeutischen Industrie bzw. in Biotechnologieunternehmen, als Lehrende in der Ausbildung von Gesundheitsberufen oder als Produkt- und Applikationsspezialisten für die medizinische Geräte- und Diagnostikaindustrie. In diesem Abschnitt wird jedoch ausschließlich auf die explizit den MTLA vorbehaltenen Tätigkeiten Bezug genommen (Kachler 2007a).

Im Gesetz über technische Assistenten in der Medizin (MTAG) sind die zentralen Belange des MTA-Berufes geregelt: die Berufszulassung und der Schutz der Berufsbezeichnung, die vorbehaltenen Tätigkeiten, das Ausbildungsziel sowie der rechtliche Rahmen der Ausbildung. Darüber hinaus enthält das MTA-Gesetz Regelungen zur Anerkennung ausländischer Examenszeugnisse. Das Besondere am MTAG sei der Tatsache geschuldet, dass der Gesetzgeber gemäß Artikel 74 Abs.1 Nr. 19 des Grundgesetzes (GG) von der Kompetenznorm der Festsetzung vorbehaltener Tätigkeiten Gebrauch gemacht hat und den MTA-Berufen (§ 9 MTAG 1993) solche entsprechend einräumt. Gemäß der Gesetzgebungsnorm aus dem

GG ist der Bundesgesetzgeber nur berechtigt, die Zulassungsvoraussetzungen zu den Heilberufen zu regeln. Darüber hinausgehende Regelungen sind nach allgemeiner Übereinkunft und hiesiger Rechtsaufassung verfassungsrechtlich nur ausnahmsweise und nur bei besonders gefahrgeneigten Tätigkeiten zulässig, wenn es zum Schutze des Patienten unbedingt notwendig erscheint. Die konkurrierende Gesetzgebung aus dem GG verweist für anderweitige Regelungssätze auf die landeshoheitliche gesetzgeberische Gewalt (z.B. die Regelung der konkreten MTLA-Ausbildung). Der Bundesgesetzgeber hat eine solche Regelung innerhalb der Gesundheitsberufe nur für die MTA-Berufe und die Hebammen getroffen (hierzu auch Zoege 2004, S. 42ff). Im zähen Ringen zwischen den berufsständischen und fachgesellschaftlichen Vertretungen u.a. der MTA-Berufe und der Ärzteschaft wurde diese exklusive Stellung des Tätigkeitsvorbehalts insofern relativiert, als dass nicht nur den MTLA selbst die Ausübung der Vorbehaltstätigkeiten eingeräumt wurde, sondern u. a. auch den Angehörigen der akademischen Heilberufe und Personen mit einer abgeschlossenen naturwissenschaftlichen Hochschulausbildung, die über die für die Ausübung der Vorbehaltsaufgaben erforderlichen Fachkenntnisse, Fähigkeiten und Fertigkeiten verfügen sowie Heilpraktikern (§ 10 Abs. 1 MTAG) (Kachler 2007a).

So ist es nach dem MTA-Gesetz die Aufgabe der MTLA, Untersuchungsgänge in der Klinischen Chemie, Hämatologie, Immunhämatologie und Hämostaseologie, Immunologie und Medizinischen Mikrobiologie (mit Parasitologie, Virologie und Serologie) einschließlich Ergebniserstellung sowie die Qualitäts- und Plausibilitätskontrolle eigenverantwortlich durchzuführen. Unter Bezugnahme auf die Ausbildungsziele und -inhalte (MTA-APrV 1994) würden die weiteren Beurteilungsstandards der Longitudinal- und Transversalbeurteilung auf der biomedizinischen Ebene für die Erstellung eines Befundes auch zu den Aufgaben der MTLA gehören, da sie vorgeschriebene Lehrinhalte in der bestehenden Ausbildung sind (hierzu exemplarisch Thüringer Kultusministerium 2001; dvta 2010). Der Begriff der Plausibilitätskontrolle ist daher recht weit auszulegen, da die MTLA zu prüfen hat, *„ob die gewonnenen Untersuchungsergebnisse verwertbar sind und ob sie für die jeweiligen Patienten zueinander passen."* (Kurtenbach et al. 1995) Nach Auslegung der bestehenden Rechtssituation aus dem MTAG ist sowohl die technische als auch die biomedizinische Validation eine MTLA vorbehaltene Tätigkeit, die nur in Ausnahmen durch andere qualifizierte Personen als MTLA ausgeübt werden darf. Auf dem Gebiet der Histologie/Zytologie sind die Vorbehaltsaufgaben weitaus reduzierter festgeschrieben, so dass die Aufgabe der MTLA darin besteht, das histologische und zytologische Untersuchungsmaterial technisch aufzubereiten sowie die Präparate auf ihre Brauchbarkeit zur ärztlichen Diagnose zu beurteilen. In der Praxis wird hierunter auch das diagnostische Screening der zytologischen Abstrichpräparate in der gynäkologischen Zytodiagnostik subsumiert. Pathologisch auffällige gynäkologische Abstriche werden dann der ärztlichen Diagnose zugeführt.

Neben dem in den Berufszulassungsgesetzen für Gesundheitsberufe üblichen Schutz der Berufsbezeichnung kommt zusätzlich für die MTA-Berufe wie bereits erläutert die Festlegung vorbehaltener Tätigkeiten im MTAG hinzu, deren Ausübung eine besondere Sachkunde und Verantwortung erfordert und aus Gründen der Gefahrenabwehr niemanden sonst gestattet ist (Ausnahmen des Tätigkeitsvorbehalts regelt § 10 MTAG). Ein Verstoß gegen den Tätigkeitsvorbehalt ist zwar nicht strafbewehrt, zieht jedoch verschärfte haftungsrechtliche Konsequenzen nach sich, für Schäden, die auf die Beschäftigung von nicht qualifizierten Personen mit Vorbehaltsaufgaben zurückzuführen wären (i.S.d. § 823 Abs. 2 BGB). Auch die Personen mit abgeschlossener Hochschulausbildung gemäß § 10 (1) MTAG *„sind aufgrund der ihnen obliegenden Sorgfaltspflichten gegenüber dem Patienten jedoch nur berechtigt, die vorbehaltenen Tätigkeiten auszuüben, die sie jeweils beherrschen. Sie sind daher verpflichtet, Aufgaben aus dem Bereich der vorbehaltenen Tätigkeiten anderen Personen (...) zu überlassen (...). Anderenfalls begehen sie gegenüber dem Patienten einen Sorgfaltsverstoß, der Schadensersatzansprüche auslösen kann"* (Kurtenbach et al. 1995). Gleiches gilt für die Personen mit abgeschlossener Hochschulausbildung auch dann, wenn Personen (z.B. medizinische Fachangestellte), die unter Aufsicht und Verantwortung tätig werden, jedoch selbstständig nicht zur Ausübung berechtigt sind, Schäden aufgrund mangelnder Aufsichtspflicht verursachen (Kachler 2007a).

3.3 Selbstständige Berufsausübung

Die selbständige, eigenverantwortliche Berufsausübung als MTLA in den vorbehaltenden Tätigkeitsgebieten ist seit 1994 gemäß § 9 MTAG wieder grundsätzlich möglich, bedarf jedoch nach § 9 Abs. 3 MTAG des Auftrages einer zur Ausübung der Heilkunde berechtigten Person (Arzt, Zahnarzt, Tierarzt) oder eines Heilpraktikers, sofern die zu erbringende Leistung der Erkennung einer Krankheit oder der Beurteilung deren Verlaufes dient. Das heißt, von MTLA zu erbringende Leistungen in den vorbehaltenden Tätigkeitsgebieten bedürfen keines Auftrages einer Person nach § 9 Abs. 3 MTAG, sofern sie nicht der Diagnostik, Therapie oder Therapieverlaufskontrolle dienen (MTAG 1993). Mit dieser Novellierung kam der Gesetzgeber der Forderung der grundgesetzlich verankerten Berufsfreiheit nach Art. 12 Abs. 1 GG nach. Allerdings sind für die Berufsausübung als MTLA in ihren jeweiligen Spezialitäten - abgesehen von der Auftragserteilung nach § 9 Abs. 3 MTAG - noch weitere einschlägige Rechtsvorschriften zu beachten. Diese sehen z. T. Regelungen vor, die denen des MTAG entgegenstehen, und lassen so deutliche Einschränkungen der grundgesetzlich verankerten Berufsfreiheit zu, die damit begründet zur vernünftigen Erwägung des Gemeinwohls der Abwehr von Gefahren für die Volksgesundheit dienen. So sind neben dem MTAG noch weitere Vorschriften anzuwenden wie z. B. das Infektionsschutzgesetz (InfSG), das u. a. den Umgang mit Krankheitserregern zu diagnostischen Zwecken regelt oder das Transfusionsgesetz und ausführende Bestimmungen der Bundesärztekammer, die die blutgruppenserologische Diagnostik und Hämotherapie (Hämotherapierichtlinie) regeln (Kachler 2004).

MTLA sind nach § 9 Abs. 1 Nr. 1d MTAG berechtigt zur *"Durchführung von Untersuchungsgängen in der Mikrobiologie, Parasitologie und Immunologie einschließlich Ergebniserstellung, Qualitäts- und Plausibilitätskontrolle"*, allerdings nicht ohne eine Erlaubnis nach § 44 InfSG. Diese Erlaubnis wird MTLA aufgrund der nicht vorliegenden fachlichen Voraussetzungen (nichtakademische Ausbildung entsprechend §§ 45, 47 InfSG) verwehrt. Eine Feststellungsklage einer MTLA, die die Erlaubnis nach § 19 BSeuchG (jetzt § 44 InfSG) mit Hinweis auf §§ 1, 9 MTAG zur selbständigen Berufsausübung auf dem Gebiet der Mykologie erhalten wollte, blieb erfolglos. Das Bundesverwaltungsgericht bestätigte die vorinstanzliche Entscheidung des VGH Baden-Württemberg mit der Begründung, dass die selbständige Berufsausübung als MTLA in der Mikrobiologie nur auf mikroskopische Verfahren zu beziehen sei, da für kulturelle mikrobiologische Anzucht- und Nachweisverfahren eine Erlaubnis nach dem BSeuchG nötig ist. Diese Einschränkung laufe nicht der Berufsfreiheit mit Hinweis auf das höhere zu schützende Gut der Volksgesundheit und der Gefahrenabwehr zuwider. Außerdem sei aus dem Tätigkeitsvorbehalt im MTAG keine automatische Erlaubnis nach dem BSeuchG abzuleiten, da das MTAG Berufsausbildung und Berufstätigkeit in toto regelt, das BSeuchG (jetzt InfSG) jedoch als spezielleres Gesetz den Umgang mit Krankheitserregern und den dafür erforderlichen persönlichen Voraussetzungen (Bartels 1998, 1999; Bundesverwaltungsgericht (BVerwG) 1999). MTLA genügen mit der jetzigen Ausbildung nicht diesen Voraussetzungen nach § 47 InfSG zur Erlaubniserteilung (zuletzt synoptisch dargestellt bei Kachler 2004). Entsprechend ist auch eine Tätigkeit auf dem Gebiet der Immunhämatologie nicht selbstständig möglich, da das Transfusionsgesetz und ausführende Vorschriften eine ärztliche Leitung eines immunhämatologischen Labors erforderlich macht (zuletzt synoptisch dargestellt bei Kachler 2004). Um dennoch selbstständig diagnostische Laborleistungen in den Teilgebieten zu erbringen, in denen die MTLA aufgrund spezifischer Rechtsverordnungen nicht die Leistungserbringungsautonomie hat, käme jedoch die Möglichkeit der Kooperation zwischen MTLA und Arzt in Form einer Partnerschaftsgesellschaft nach dem Partnerschaftsgesellschaftsgesetz in Verbindung mit der Muster-Berufsordnung für die deutsche Ärzteschaft oder einer Kooperationsgemeinschaft z.b. in Form einer GbR in Betracht (Friedrich 2004). Diese Möglichkeit ist insbesondere vor dem Hintergrund des Outsourcings von Laboratorien aus Kliniken interessant bzw. der Gründung von Medizinischen Versorgungszentren (MVZ) im Rahmen der integrierten Versorgung. Auf weitere leistungs- bzw. sozial- und steuerrechtliche Aspekte der Berufsausübung von MTLA wird an dieser Stelle nicht näher Bezug genommen, da diese den Rahmen der Arbeit sprengen würden und keinen Beitrag zur Klärung der Forschungsfrage leisten. Es wird jedoch der Vollständigkeit halber auf diese Problematik hingewiesen (ausführlichere Beiträge von Kachler 2003b, 2004; Friedrich 2004).

Im historischen Rückblick betrachtet, ist daher die besondere Rolle der MTA im ärztlichen Arbeitsprozess als Bindeglied zwischen Technik und Medizin durch eine zunehmende Auseinandersetzung und insbesondere durch die zunehmende Akzeptanz sowie ökonomische Bedeutung labordiagnostischer Leistungen für die Ärzteschaft gekennzeichnet. So hat der Bundesfinanzhof im Jahr 1953 der Klage einer selbständig tätigen MTA, die ein eigenes medizinisch-diagnostisches Institut leitete, stattgeben und ihre Tätigkeit als freiberuflich gewertet. Die MTA argumentierte, dass auch medizinisch-diagnostische Institute, die unter ärztlicher Leitung stünden, von der Gewerbesteuer befreit wären und diese so wie die MTA weder Teil- noch Zwischendiagnosen erstellen würden. Der Argumentation der MTA entsprechend, gehören zur Erstellung einer Diagnose neben dem Laborbefund, Anamnese und klinisches Bild und diese Information würde nur dem behandelnden Arzt umfassend zur Verfügung stehen. Das ärztlich geführte Labor hat ebenso wenig Kontakt zu den Patienten, wie das MTA geführte Labor. Schließlich könne ein Labor immer nur Befunde erheben, die jedoch niemals die Feststellung einer Krankheit beinhalten würde. Daher gäbe es keinen rechtfertigenden Unterschied zwischen einem ärztlich oder MTA geführten labordiagnostischen Institut. Nicht die Patientennähe, sondern die für die Ausübung des Berufes als MTA notwendige naturwissenschaftliche Qualifikation war für die Entscheidung des Gerichtes ausschlaggebendes Kriterium (Kirchberger 1986, S. 210f).

Das zweite Urteil des Bundesfinanzhofes von 1971 kommt allerdings zu einem völlig gegenteiligen Ergebnis. Demnach unterscheiden sich die Berufe der MTA und des Arztes erheblich in Art und Umfang ihrer Ausbildung und sind daher nicht mehr, bezogen auf die ausgeübte Tätigkeit, vergleichbar. Demnach war die umfassende Ausbildung des Arztes und damit sein Gesamtüberblick über die komplette Medizin sowie die Befähigung, Heilungs- und Linderungsmaßnahmen planen bzw. durchführen zu können, von zu bewertender Bedeutung für das Gericht. Die MTA führe lediglich im Rahmen ihrer eingeschränkt dienenden Funktion übertragene Tätigkeiten aus. Der Laborarzt hingegen sei ein spezialisierter Arzt, der aktiv am Heilbehandlungsprozess beteiligt sei. Die MTA konnte daher aufgrund dieses Urteils nicht mehr als Selbständige mit den ärztlich geführten Instituten konkurrieren, da sie jetzt als Umsatzsteuerpflichtige angesehen wurde und ihre Gebühren hätte erhöhen müssen (Kirchberger 1986, S. 222ff).

Kirchberger (ebd.) interpretiert dieses Urteil als gesundheitspolitisches Votum durch diese Grundsatzentscheidung zum MTA-Arzt-Verhältnis. Im selben Jahr wurde auch das MTA-Gesetz novelliert und die selbständige Berufsausübung gesetzlich verboten. *„Die ‚praktische politische Vernunft' hatte sich mit der Realität abgefunden, dass die Ärzteschaft die ökonomische Eigenständigkeit der MTA und die damit möglicherweise verbundene Konkurrenz nicht wünschte".* (Kirchberger 1986, S. 216) Im stationären Sektor des Gesundheitswesens ist allerdings keine andere Personalzusammensetzung vorhanden, obwohl hier die sozialrechtlichen Regeln wie der Arztvorbehalt zur Abrechnung nicht zutreffen – ein offensichtlicher Spill-Over-Effekt, bei dem das Personalstrukturmuster des ambulanten Sektors auf den Krankenhausbereich übertragen wurde. Eine besondere Stabilisierung der Arztfixierung wird dadurch erreicht, dass fast alle nichtärztlichen Gesundheitsfachberufe einschl. MTA keine Institutionalisierung der Selbstverwaltung (Verkammerung) etablieren konnten. Damit ist eine autonome Weiterentwicklung der Ausbildungsinhalte und Berufskompetenzen verhindert worden und gleichzeitig eine Integration in das Leistungsgeschehen der Sozialversicherung (Döhler 1997). Unbestritten ist, dass sich seit Erscheinen Kirchbergers Arbeit vor ca. 20 Jahren einiges im Berufsfeld MTA verändert hat. So trat fast 10 Jahre später (1993) ein erneut grundlegend novelliertes MTA-Gesetz in Kraft, das dem Beruf eine neue Chance der selbständigen Expertisierung oder Professionalisierung offeriert. Ziel der nun auf 3 Jahre festgelegten Ausbildung mit einem zeitlichen Gesamtausbildungsumfang von 4400 Stunden ist es, die Schülerinnen und Schüler z.B. im Ausbildungsgang MTLA zur selbständigen und eigenverantwortlichen

Durchführung von Untersuchungsgängen einschließlich Ergebniserstellung, Qualitäts- und Plausibilitätskontrolle in den Fachgebieten (Klinische Chemie, Hämatologie einschl. Immunhämatologie und Hämostaseologie, Mikrobiologie, Parasitologie und Immunologie) zu befähigen, deren Leistungen nach § 9 MTAG, sofern die Ergebnisse der Erkennung einer Krankheit oder der Beurteilung ihres Verlaufs dienen, im Auftrages eines Arztes, Zahnarztes, Tierarztes oder Heilpraktikers zu erbringen sind. Das bis dahin bestehende Verbot der selbständigen Berufsausübung wurde wieder aufgehoben, da es der grundgesetzlich festgelegten Berufsfreiheit nach Artikel 12 Abs. 1 Grundgesetz (GG) zuwiderlaufe und es außerdem den Zielen eines vollendeten europäischen Binnenmarktes widerspräche, da es ein Handelshemmnis darstelle (Raps und Melzer 2002). Durch ein erneutes Urteil des Bundesfinanzhofes von 1998 üben die selbständig tätigen MTA-Berufe ihre im Auftrag des Arztes erbrachten Leistungen wieder freiberuflich aus und sind damit umsatzsteuerbefreit (Kachler 2004).

3.4 Wissensbasis, Qualifikationserfordernisse und Qualifikationsentwicklungen

Bedingt durch die Transformation des Gesundheitswesens und die gravierende Technisierungsdynamik haben sich die Handlungsfelder der MTA-Berufe in den letzten Jahren deutlich verändert. Von MTA-Berufen wird verlangt, ständig fachlich „up to date" zu sein. Dies verlangt fachliche Vertiefung und kontinuierliche Qualifikationsanpassung. Insbesondere die Informations- und Automatisierungstechnologie gewinnen weiter an Bedeutung. MTLA benötigen für die Ausübung ihrer Tätigkeit sowohl ein theoretisches, wissenschaftlich fundiertes Wissen als auch praktische Fähigkeiten und Fertigkeiten sowie Reflexionsvermögen, das zum Erkennen und Entwickeln externer Evidence unverzichtbar ist. Den aktuellen Ergebnissen aus der Qualifikationsforschung zufolge müssen MTA-Berufe mindestens in der Lage sein, eigenverantwortlich die „externe Evidence", d.h. wissenschaftliches Wissen aus der Fachliteratur auffinden, bewerten und in der Praxis anwenden zu können (Kachler 2007, S. 58ff). Sie müssen fähig sein, neue Verfahren in der Diagnostik etablieren und unter wissenschaftlichen Aspekten evaluieren zu können (Evidence-Basierung beruflichen Handelns). Das gilt unabhängig davon, ob diese Berufsgruppe ihre Aufgaben eher als Professionen oder als Experten findet, anders gesagt, unabhängig davon, ob ihre Tätigkeit professionalisierungs- oder expertisierungsbedürftig ist. (zuletzt bei Kachler und Behrens 2005, S. 26ff). Nach Abbott benötigt die professionalisierungswillige Berufsgruppe darüber hinaus unbedingt die professionelle Kontrolle über Produktion, Vermittlung sowie Anwendung und Evaluation professionseigenen Wissens in der Praxis (Rabe-Kleberg 1996, S. 290).

Der MTLA-Beruf, wie Kirchberger (1986) ausführte, hat eine Mittlerfunktion als flexibles Bindeglied zwischen Naturwissenschaft, Medizin und Gesundheitsversorgung. Um diese Aufgabe in der Gesundheitsversorgung wahrnehmen zu können, d.h. eigenverantwortlich, selbständig und anspruchsvoll diagnostische Gesundheitsdienstleistungen zu produzieren, benötigen die Berufsangehörigen sowohl fundiertes medizinisches als auch fundiertes naturwissenschaftlich-technologisches Wissen und Sozialkompetenz. In Tab. 1 sind basierend auf den Ausführungen im Kapitel 3.1 sowie der Analyse verschiedener Datenquellen[5] die erforderlichen beruflichen Qualifikationen für die Bewältigung der berufstypischen Aufgaben der MTLA in der biomedizinischen Analytik dargestellt.

Zentrale Bedeutung haben jedoch der praktische Unterricht in der Schule sowie die praktische Ausbildung der Schülerinnen/-er, um die notwendigen praktischen „skills" zu trainieren sowie das im Unterricht erworbene Wissen direkt in der betrieblichen Praxis anzuwenden. Anita Hufnagl (2001) sieht daher eine dringende Notwendigkeit, MTA-Studierende so auszubilden, dass sie zur Erweiterung der praktischen Handlungskompetenz auf das theoretische Wissen zurückgreifen können bzw. dass das Wissen aus der praktischen Tätigkeit zur Vertiefung des theoretischen Wissens beiträgt. Sie müssen mindestens in der Lage sein, eigenverantwortlich die externe Evidence zu ihrer Aufgabe aufzufinden, zu bewerten und nutzen zu können (Behrens und Langer 2004). Dazu müssen neue Ausbildungskonzepte entwickelt werden und darüber hinaus ist auch eine berufsspezifische Didaktik notwendig, um kontextübergreifendes Grundlagenwissen mit hoher Transferfähigkeit zu vermitteln, die es zunächst noch zu entwickeln gilt.

Eine wissenschaftliche Ausbildung und eine wissenschaftlich fundierte Handlungspraxis müssen jedoch nicht zwingend bedeuten, dass die diagnostisch-technischen Gesundheitsberufe eine eigene

---

[5] Die synoptische Darstellung der Qualifikationen beruht auf einer Analyse der folgenden Datenquellen: Berufsinformationen der Bundesagentur für Arbeit (2010); Kompetenzkatalog (Deutscher Verband Technischer Assistentinnen und Assistenten in der Medizin e.V. 2004) derzeitige Überarbeitung durch die Fachgruppe Kompetenzen, der der Autor angehört); Ausbildungsempfehlung MTLA, (Deutscher Verband Technischer Assistentinnen und Assistenten in der Medizin e.V. 2010); Forschungsbericht „BioBildungSachsen" (Hortsch und Schubert 2003), Berufsprofil der diplomierten Medizinisch-technischen Analytiker/-innen (Österreichischer Berufsverband der Diplomierten Medizinisch-technischen Analytiker/innen 2003).

Theoriebildung betreiben müssen (Zoege 2004, S. 285). Dennoch müssen sich die MTA-Berufe klar werden über ihre Bezugswissenschaften, aus denen sie ihren Wissensfundus speisen, und die für die Beantwortung ihrer berufsspezifischen Fragestellungen in der Praxis erforderlich sind. Im Vergleich: Beispielsweise in Großbritannien gibt es jeweils eigene vollständige wissenschaftliche Fachdisziplinen für das Tätigkeitsfeld *„MTLA"* dort *Biomedical Laboratory Science* (Nicholson 2005).

Tab. 1: Übersicht über die Qualifikationsbereiche von MTLA für die biomedizinische Laboratoriumsanalytik. (Quelle: Darstellung der Analysenergebnisse in Anlehnung an Kachler 2007a, S. 42f, siehe Fußnote 5)

	Qualifikationsbereiche für die biomedizinische Laboratoriumsanalytik (Profil MTLA-Beruf)
1	**Planung, Organisation und Kontrolle der Leistungsprozesse (Prozessmanagement)**
1.1	Planung und Organisation der Datenspeicherung und Dokumentation insbesondere mittels Informationstechnologien – Datenmanagement
1.2	Planung und Organisation des Qualitäts-, Projekt-, Kosten- und Personalmanagements
1.3	Planung, Organisation und Bewertung der betrieblichen Zusammenarbeit zwischen den Leistungsbereichen (inter- und transdisziplinäre Zusammenarbeit)
2	**Präanalytik: Vorbereitung der Materialgewinnung und Aufbereitung des Untersuchungsmaterials für den Analysenprozess und Untersuchungsvorbereitung (Patienten-/ Kundenmanagement)**
2.1	Beratung und Aufklärung, Vorbereitung und Betreuung der Patienten-/Kunden (Management); Gewinnung des Untersuchungsmaterials sowie Identitätssicherung

2.2	Information und Beratung des medizinischen Fachpersonals bzw. des externen Probenehmers über präanalytische Maßnahmen zur qualitätsgerechten Gewinnung von Untersuchungsmaterialien
2.3	Transport, Annahme (Logistik) und Beurteilung des Untersuchungsmaterials auf Brauchbarkeit für die Analyse
3	**Analytik: Planung, Durchführung, Dokumentation und Auswertung von Untersuchungen**
3.1	Auswahl, Adaptation und Evaluation von Methoden und Verfahren für die medizinische Laboratoriumsdiagnostik (klinische Chemie, Hämatologie, Hämostaseologie, Immunhämatologie, Immunologie, Mikrobiologie, Virologie, Parasitologie, Histologie/Zytologie und molekulare Diagnostik)
3.2	Organisation, Durchführung und Evaluation der fachspezifischen Qualitätskontrolle bzw. –sicherung
3.3	Planung, Durchführung und Auswertung von Untersuchungsgängen in der klinischen Chemie, Hämatologie, Hämostaseologie, Immunhämatologie, Immunologie, Mikrobiologie, Virologie, Parasitologie und molekularen Diagnostik einschließlich Beurteilung der Qualitätskontrolle (technische Validation)
3.4	Technische Aufbereitung des histologisch-zytologischen Untersuchungsmaterials einschl. Beurteilung der technischen Qualität
3.5	Beschaffung, Zuweisung und Darstellung arbeitsplatzbezogener Rechtsvorschriften und deren spezifischer Anwendung
4	**Postanalytik: Dokumentation und Bewertung von Untersuchungsergebnissen**
4.1	Plausibilitätsbeurteilung der Untersuchungsergebnisse, Abstimmung mit Einsender über weiterführende Analytik und Befundübermittlung (Regelung und Durchführung der biomedizinischen Validation)
4.2	Archivierung der Berichte, Asservierung der Probenmaterialien
4.3	Fachgerechte Vernichtung und Entsorgung
5	**Planung, Durchführung und Bewertung von Maßnahmen zur Gewährleistung eines störungsfreien Analyseablaufs**

5.1	Wartung, Instandhaltung, Geräte-Check, Kalibration und einfache Reparaturen der technischen Analysesysteme
5.2	Prüfmittel und Geräte zur Gewährleistung einer störungsfreien Analytik managen
5.3	Planung, Durchführung und Beurteilung von Maßnahmen zur Fehlersuche und Störungsbeseitigung
5.4	Laborinterne technische und personelle Ausfallkonzepte
6	**Informations- und Wissensmanagement, Gestaltung kommunikationspolitischer Instrumente und kunden-/ patientenzentrierte Interaktionen**
6.1	Informations- und Wissensmanagement in Organisationen
6.2	Informations-, Schulungs- und Lehrmaterialien, Statistiken, Berichte erstellen und präsentieren
6.3	Planung, Durchführung und Auswertung von Verhandlungen, Diskussion, Informations- und Beratungsgesprächen
6.4	Maßnahmen der Öffentlichkeitsarbeit und des Marketings planen, umsetzen, kontrollieren, präsentieren

Nachfolgend sollen die veränderten, das bisherige Spektrum erweiternde bzw. neue Qualifikationserfordernisse, die an MTLA gestellt werden und die daraus resultierenden Qualifikationsentwicklungen dargestellt und ihre mögliche Bedeutung für den Professionalisierungs- bzw. Expertisierungsprozess ansatzweise beleuchtet werden (ausführlicher dargestellt bei Kachler 2007a).

3.4.1 Fachspezifische berufliche Qualifikationen

Neue Technologien dringen in sämtliche medizinische Bereiche ein und insbesondere hat die Technologieentwicklung eminenten Einfluss auf zentrale Qualifikationsprofile der MTLA. Beispielhaft für jene gravierende Technologieentwicklung sei die Einführung telemedizinischer Anwendungen im Klinikbetrieb genannt. So wird die Telemedizin nicht nur als Telechirurgie in Form eines virtuellen Operationssaals oder die Beurteilung von Röntgenbildern durch einen externen Radiologen via Teleradiologie Realität, sondern auch viele andere Bereiche in Diagnostik und Therapie profitieren von der Technologieentwicklung der Telematik und können so einen wesentlichen Beitrag zur Effizienzsteigerung der Gesundheitsversorgung leisten. Die moderne Laboratoriumsdiagnostik macht sich die Telematik zunutze, indem z.B. telemikroskopische Anwendungen die Beurteilung schwieriger hämatologischer Blutbild-, Knochenmark- und Lymphknotenpunktate oder histo-/zytologischer Präparate im Rahmen eines Konsils durch Fachkollegen erfolgen kann, die nicht am Ort der Diagnostik anwesend sein müssen. Nach Einschätzung der Befragten im Rahmen einer NRW-Regionalstudie wird aufgrund der fortschreitenden Automation ein erhöhter Qualifizierungsbedarf in Medizintechnik für den Umgang mit den hochkomplexen Analysengeräten erforderlich sein (Heinze et al. 2007). Zusätzlich führt die Weiterentwicklung der Informationstechnologie durch den Einsatz von Expertensystemen und wissensbasierter Informationssysteme für die Stufendiagnostik und Validation zu einem veränderten Qualifikationsprofil, das eine Kombination technologischen, sog. apparativen Wissens und IT-Wissens zwingend erforderlich macht. Die Anforderungen an das Laborpersonal werden damit künftig aufgrund innovativer diagnostischer Verfahren auf ein deutlich höheres fachliches Niveau steigen. Weiterhin ist aufgrund eines veränderten Nachfrageverhaltens an Labordienstleistungen ein gravierend veränderter, erhöhter Qualitätsanspruch deutlich, so dass eine fundierte Qualifizierung in Methoden der Qualitätssicherung und Qualitätsentwicklung erforderlich ist. Zunehmende Bedeutung wird insbesondere auch der Entwicklung molekulardiagnostischer Verfahren eingeräumt, die innerhalb der nächsten Dekade sicher flächendeckend Einzug in die medizinische Routinediagnostik finden werden (PROSPECT Arbeitsamt Wesel 2001). Eine Technologieanalyse des VDI Technologiezentrums zur Technologiefrüherkennung prognostiziert eine zunehmende Bedeutung der Nanobiotechnologie und Biochiptechnologie für den Bereich der medizinischen Diagnostik. So werden Biochips sowohl den Markt des POCT bereichern als auch für komplexe hochtechnologische, besonders robuste, platzsparende und kostengünstige Detektionssysteme im Bereich der modernen Routinelabordiagnostik Anwendung finden, die ganz andere Targets (diagnostische Zielgrößen z.B. DNA-Chip-Diagnostik, Molecular Drugable Target Analyse) fokussieren, als es heute der Fall ist (ausführlicher Wagner und Wechsler 2004). Die in der biomedizinischen Laboratoriumsdiagnostik Tätigen müssen entsprechend für diese neuen Herausforderungen qualifiziert werden (Hortsch und Schubert 2003; Abicht et al. 2004). Eine Stellenanzeigenanalyse von Schade (2003) kommt zu dem Ergebnis, dass bei den fachspezifischen Qualifikationen *„Kenntnisse in der medizinischen Dokumentation und der Qualitätssicherung"* von den Arbeitgebern als überdurchschnittlich hoch angegeben wurden. Die Gesundheitsberufe haben insgesamt klare fachliche Qualifikationsprofile. Bei den neuen Mitarbeitern/-innen im MTLA-Beruf nennen die Arbeitgeber neben *„guten Kenntnissen in der Diagnose-, Labortechnik und Bedienung medizintechnischer Apparate"* keine weiteren Schwerpunkte. Allerdings wurden von den nachfragenden Betrieben an die Bewerber für die jeweilige Stelle nicht nur in der Branche übliche, sondern auch neue Qualifikationsanforderungen gestellt. Von den Arbeitgebern am häufigsten genannt wurden Qualifikationsdefizite neu eingestellter Mitarbeiter im fachspezifischen Qualifikationsbereich Qualitätssicherung und bei den überfachlichen Qualifikationsbereichen unternehmerisches Denken und Handeln sowie betriebswirtschaftliche Kenntnisse. Für den MTLA-Beruf wurden seitens der Arbeitgeber darüber hinaus vor allem Defizite an fachspezifischer Qualifikation zur Erledigung von Dokumentations- und Verwaltungsaufgaben und mangelnde Fähigkeiten und Fertigkeiten molekularbiologischer Techniken angegeben (ebd.).

In einer Untersuchung zum Tätigkeitsprofil der österreichischen Medizinisch-technischen Analytiker/-innen wurde seitens der Befragten angegeben, dass insbesondere die Durchdringung der Informationstechnologie, die Forderung nach mehr Qualität und die Einführung eines Qualitätsmanagementsystems sowie der hohe Spezialisierungsgrad, die Laborautomation und neue Kenntnisgebiete wie die Molekularbiologie bzw. Gentechnologie von künftiger besonderer Bedeutung seien, die auch in den einschlägigen Qualifikationsstrategien zu berücksichtigen sind (Österreichisches Bundesinstitut für Gesundheitswesen 2003).

3.4.2 Überfachliche berufliche Qualifikationen

Die Informationstechnologie – entsprechend gekennzeichnet durch z.B. Krankenhaus-, Labor- und Radiologieinformations- und – kommunikationssysteme – gewinnen in der täglichen Arbeit mehr und mehr an Bedeutung. Untersuchungsergebnisse des Bundesinstitutes für Berufsbildung (1999) demonstrieren, dass die Telematik in verschiedenen Tätigkeitsbereichen des Krankenhauses eine entscheidende Rolle spielt bzw. in Zukunft verstärkt spielen wird und damit auch entsprechende Probleme sowohl im Bereich der Radiologischen Diagnostik z.b. der Bilderfassung, -erkennung, und -weitergabe einschließlich der Dokumentation als auch im Bereich der Laboratoriumsdiagnostik (Auftragsabwicklung, Leistungserfassung und Dokumentation, Befundübermittlung) auftreten bzw. noch zu erwarten sind. Ziel ist es, die Systeme der Telematik flächendeckend wirksam einzusetzen; problematisch bei der Implementierung sind jedoch immer noch abteilungsübergreifende Schnittstellenprobleme. Trotz des fortschreitenden Einsatzes in Einzelbereichen bestehen in der Nutzung der neuen Technik im Arbeitsalltag nicht unerhebliche Integrationsprobleme. Dadurch bedingt kommt es zu Tätigkeitsverschiebungen, die durch unterschiedliche Zusatz- und Anpassungsqualifikationen kompensiert werden müssen. Insbesondere die im Kontext der Telemedizin explizit angesprochenen Schlüsselqualifikationen, wie Teamarbeit, Durchsetzungsvermögen, wissenschaftliches Arbeiten, Organisationsfähigkeit und ökonomisches Handeln gewinnen zunehmend an Bedeutung (Bundesministerium für Bildung und Forschung 1999, S. 176ff).

Eine empirische Erhebung im Rahmen einer Berufsfeldanalyse im Bereich medizinischer Assistenztätigkeiten des Bundesinstitutes für Berufsbildung (2002, S. 600ff) aus dem Jahr 1999 und 2000 mit dem Ziel, Aufschluss zu erhalten über Technikentwicklung, Qualifikationsentscheidungen und Qualifikationspotential zur Erfassung der Veränderung des Arbeitsbereiches von MTA-Berufen in Krankenhäusern, die durch innovative Technologien hervorgerufen werden, kommt zu ähnlichen Ergebnissen. Befragt wurden das Leitungspersonal des Medizinisch-technischen Dienstes (MTA), Ärztlichen Dienstes, des Aus- und Weiterbildungsbereiches und der Verwaltung der insgesamt 36 deutschen Universitätskliniken mittels Fragebögen im Jahr 2000, sowie MTA im Jahr 1999.

Im Ergebnis der Befragung sahen 97% des befragten Leitungspersonals einen durch neue Technologien induzierten Qualifikationsbedarf. Zirka zwei Drittel sahen eine (starke) Zunahme der Anforderungen an theoretische Kenntnisse und praktische Fertigkeiten im Arbeitsbereich und 50% meinten, die Anforderungen an die Teamarbeit innerhalb der Berufsgruppen bzw. in berufsgruppenübergreifenden Arbeitszusammenhängen seien deutlich gestiegen. Bei der Einschätzung der zukünftigen Qualifikationsentwicklungen werden die Zunahme der EDV-Arbeit und die Einführung neuer Diagnose- und Analysetechnologien in den Arbeitsalltag für den Bereich der Bildungsplanung an Bedeutung gewinnen. Aus den Befragungen der MTA kam deutlich hervor, dass die Arbeit der MTA-Berufe durch die Einführung neuer Diagnose- und Analysetechniken sowie eine zunehmende Durchdringung innovativer Technologien insgesamt gekennzeichnet ist, was sich in Zukunft noch verstärken wird. Die zunehmende IT-Durchdringung insbesondere die Nutzung EDV-gestützter Krankenhausinformations- und Krankenhauskommunikationssysteme ist kennzeichnend für zwei Drittel der befragten MTA bei deren täglicher Arbeit. 44% der befragten MTA sind der Auffassung, dass sie durch ihre Ausbildung und auch durch ihre Weiterbildung unzureichend auf die neuen Qualifikationsanforderungen im Bereich der Informationstechnologie vorbereitet sind. Dass Qualifikationslücken die Betroffenen belasten, bejahten 70% der Befragten. In diesem Zusammenhang war festzustellen, dass je niedriger der Bildungsabschluss und je höher das Lebensalter der Beschäftigten MTA, desto häufiger erinnerten sich die Befragten an erlebte, belastende Arbeitssituationen durch mangelnde Kenntnisse. 90% des befragten Leitungspersonals erinnerte sich an Situationen, in denen MTA im Umgang mit neuen Technologien in ihrer Arbeit unsicher wirkten. Mangelndes EDV-Wissen und mangelhafte Einarbeitungen in die Gerätetechnologie wurde am häufigsten genannt. Angesichts der deutlichen Wahrnehmung der Qualifikationslücken und vor dem Hintergrund der Einführung weiterer EDV-gestützter Arbeitsverfahren und neuer Technologien wünschen sich 90% der Befragten eine Verbesserung des Bildungsangebotes (Bundesministerium für Bildung und Forschung 2002, S. 600ff).

Die interdisziplinäre, multiprofessionelle Zusammenarbeit in der Labordiagnostik wird in den nächsten Jahren immer mehr an Bedeutung gewinnen, um gemeinsame Interessen durch Kooperation und Transparenz wahrnehmen zu können. Dies erfordert einen höheren Kommunikationsaufwand, um je nach fachlichem Hintergrund Mehrdeutigkeiten und Missverständnisse in der Kommunikation zu vermeiden. Das Versäumnis eines solchen spezifisch interdisziplinären Fachaustausches kann zu diversen Verständnis-, Ablauf-, Durchführungs- und Umsetzungsproblemen führen (Österreichisches Bundesinstitut für Gesundheitswesen 2003, S. 62f). Beispielhaft genannt sei die zunehmende Bedeutung der Implementierung patientennaher Sofortdiagnostik (POCT) in Krankenhäusern. Die Implementierung von POCT führt damit zu Veränderungen im labordiagnostischen Prozess, da Labordiagnostik nicht mehr nur zentralisiert erfolgt, sondern mittlerweile auch patientennah auf den Stationen der Krankenversorgung. Damit die Laboranalytik weiterhin zur effektiven wie effizienten klinischen Diagnostik und Therapiekontrolle beitragen kann, müssen Schnittstellenprobleme erkannt und bewältigt werden. Dadurch ist eine abteilungsübergreifende Zusammenarbeit (Kommunikation) zwischen den beteiligten Berufsgruppen (MTLA, Pflegedienst, ärztlicher Dienst, Medizintechnik, EDV-Abteilung, Verwaltung), die im Laborleistungsprozess wirken, zwingend erforderlich, um einerseits die bewährte hohe diagnostische Qualität einer zentralisierten Labordiagnostik auch im Rahmen der POCT weiter gewährleisten zu können, aber andererseits auch die organisationalen und ökonomischen Auswirkungen von POCT zu überblicken und Veränderungsprozesse sinnvoll zu gestalten. Die benannten überfachlichen Qualifikationen sind dringend erforderlich, um die neuen Anforderungen an die Labordiagnostik bewältigen zu können (Bachmann et al. 2006; Kachler 2006b).

In der bereits zuvor zitierten Befragung des Leitungspersonals an deutschen Universitätskliniken gab die Hälfte der Befragten an, dass die Anforderungen an die Teamarbeit innerhalb der Berufsgruppen bzw. auch in interprofessionellen Arbeitszusammenhängen deutlich gestiegen seien. Daher wird der Einschätzung der zukünftigen Qualifikationsentwicklungen dem Bereich sozialer Kompetenzen mehr Bedeutung beigemessen (BMBF 2002, S. 600ff). Aus der ebenfalls bereits zuvor zitierten Stellenanzeigenanalyse des Bundesinstituts für Berufsbildung wurde deutlich, dass insgesamt eine hohe Veränderungsdynamik mit steigenden Ansprüchen an das Qualifikationsniveau festgestellt werden kann. Die Inserenten der analysierten

Stellenanzeigen gaben an, dass für die jeweilige Stelle nicht nur übliche, sondern auch neue Qualifikationsanforderungen gestellt werden. Generell lässt sich feststellen, dass Schlüsselqualifikationen in allen Gesundheitsberufen als besonders wichtig angesehen werden. Vermisst wurden bei den Bewerbern/Bewerberinnen am häufigsten unternehmerisches Denken und Handeln, kognitive- bzw. Problemlösungskompetenzen sowie selbstständige Lern- und Arbeitstechniken. Defizitär waren ebenfalls in den fachlichen und überfachlichen Gebieten Kenntnisse der Qualitätssicherung, der medizinischen Dokumentation und Betriebswirtschaft (BMBF 2003, S. 180f; Schade 2003). Das über die unmittelbare Arbeitsleistung hinausgehende Transferwissen (soft skills) umfasst übergeordnete Fähigkeiten, denen ebenfalls Wissen und Reflexion zu Grunde liegen, und die gerade bei personenbezogenen Gesundheitsberufen entsprechend fachspezifisch vermittelt werden müssen.

4 Empirische Untersuchungen zur Handlungsaufgabe von MTLA

4.1 Methodisches Vorgehen und Erhebungsinstrumente

Die vorliegende Forschungsarbeit ist eine gesundheitswissenschaftliche Sachstandsanalyse. Die Sachstandsanalyse erfolgt durch empirische Untersuchung und Auswertung statistischer Daten sowie einschlägiger Literaturbestände und weiterer verfügbarer Forschungsergebnisse. Ziel ist es, die beruflichen Handlungen von MTLA in der biomedizinischen Analytik zu erfassen, die Struktur des Handlungsproblems zu erschließen sowie die erforderlichen Kompetenzen und Qualifikationen zu analysieren. Dabei stellt sich im Falle der vorliegenden Arbeit die Forschungsfrage, ob die berufstypischen Aufgaben, denen MTLA nachgehen, professionalisierungs- bzw. expertisierungsbedürftig sind. In der professionssoziologischen Forschung wird daher in der Regel eine Kombination qualitativer und quantitativer Methoden angewandt. Bevor jedoch eine bestimmte Untersuchungsmethode gewählt wird, müssen Vorüberlegungen angestellt werden, um der Zielerreichung eine geeignete Methode zuordnen zu können. Das dieser Arbeit zugrunde liegende Datenmaterial wurde vornehmlich durch schriftliche Befragung[6] und Inhaltsanalysen problemzentrierter leitfadengestützter Interviews in Form von Experteninterviews gewonnen.

---

[6] Die Form der Befragung weist wie andere Methoden der empirischen Sozialforschung auch Vor- und Nachteile auf. Probleme schriftlicher Befragungen (geringe Rücklaufquote, Unkenntnis über Ausfälle, Halo-Effekt) müssen bei der Interpretation der Daten Berücksichtigung finden. Vorteilhaft für eine schriftliche Befragung ist zweifelsohne die Effizienz durch die Befragung einer größeren Personengruppe zum Untersuchungsgegenstand bei einem relativ geringen zeitlichen und finanziellen Aufwand in der Durchführung. Eine quantitative Datenanalyse der Befragungsergebnisse ist daher möglich.

4.2 Formulierung der Hypothesen

Ausgehend von den theoretischen Vorüberlegungen zum professionellen Handeln bzw. Experten-Handeln insbesondere zur Bedeutung der Eigenverantwortlichkeit als wesentliches Konstitutiv (vgl. Kap. 2) und der erarbeiteten wissenschaftlichen Ziel- und Fragestellung wurden folgende Hypothesen abgeleitet, um die Professionalisierungs- bzw. Expertisierungsbedürftigkeit von Handlungsproblemen zu überprüfen.

H1: Die Durchführung von Beratungen des klinischen Personals zu präanalytischen Maßnahmen durch MTLA und die Auswahl geeigneter Labortests durch MTLA ist unabhängig vom ihrem Verantwortungsbereich im Laboratorium.

H2: Die Durchführung der technischen und biomedizinischen Validation von Laborergebnissen durch MTLA ist unabhängig vom Personalstrukturmuster im Laboratorium.

H3: Die Beteiligung an der Validierung von Untersuchungsmethoden in der Labordiagnostik durch MTLA ist unabhängig vom Verantwortungsbereich der MTLA im Laboratorium.

H4: Die Durchführung von Beratungen des ärztlichen Personals zu Laborergebnissen (Postanalytik) durch MTLA ist unabhängig vom Verantwortungsbereich der MTLA im Laboratorium.

H5: Der Verantwortungsbereich (Arbeitsaufgaben) der MTLA hat keinen Einfluss auf das Leseverhalten (Notwendigkeit und Häufigkeit des Lesens von Fachliteratur) zur Bewältigung der Arbeitsanforderungen.

H6: Der Verantwortungsbereich (Aufgabenbereich) der MTLA hat keinen Einfluss auf die Häufigkeit besuchter fachlicher Fortbildungsveranstaltungen zur Bewältigung der Arbeitsanforderungen in der beruflichen Praxis.

4.3 Schriftliche Befragung

Das Ziel der vorliegenden Untersuchung besteht in der Analyse der Handlungsaufgaben von MTLA hinsichtlich der Bestimmung ihrer Professionalisierungs- bzw. Expertisierungsbedürftigkeit. Dazu wurden Einschätzungen von MTLA, die auf dem Gebiet der klinischen Laboratoriumsdiagnostik (biomedizinische Analytik) in Krankenhäusern der Regel- und Zentralversorgung tätig sind, über ihre beruflichen Handlungen, Kompetenzen und Qualifikationen in Form einer schriftlichen Befragung mittels eines standardisierten Fragebogens erhoben. Die Beschränkung des Untersuchungsgegenstandes ausschließlich auf MTLA in Krankenhäusern der Regel- und Zentralversorgung hatte drei Gründe. Die Versorgung mit Laboratoriumsdiagnostik in Krankenhäusern der Grundversorgung wurde weitestgehend ausgegliedert oder hat aufgrund ökonomischer Zwänge ein sehr eingeschränktes Untersuchungsspektrum. Die Krankenhäuser der Maximalversorgung (Universitätskliniken) haben eine besondere Personalstruktur im ärztlichen Bereich (viele Assistenz- und Oberärzte, PJ-ler), die sich vom Personalstrukturmuster der anderen Krankenhäuser erheblich unterschieden (Ergebnis nach Recherche der Mitarbeiterseiten im Internet). Um Aussagen zu beruflichen Handlungen von MTLA geben zu können, sollten diese weitestgehend unbeeinflusst von besonderen personalen Voraussetzungen sein, d.h. es sollte möglichst der autonome Kern der Handlungsaufgaben von MTLA in der biomedizinischen Analytik erfasst werden. Des Weiteren wurden ebenfalls keine Untersuchungen im niedergelassenen Bereich durchgeführt, da hier ebenfalls ein besonderes Personalstrukturmuster vorliegt. Nach den liquidationsrechtlichen Vorschriften muss jeder Vertragsarzt (Laborarzt) der Leistungen abrechnet, diese selbst erbracht oder beaufsichtigt haben. Hier erschien es dem Untersucher ungeeignet, die tatsächlichen Kompetenzen und beruflichen Handlungen von MTLA zu erfassen.

4.3.1 Konstruktion des Fragebogens

Der Aufbau des Fragebogens erfolgte unter Berücksichtigung der Untersuchungspopulation und des Befragungszieles (hierzu u. a. Kromrey 2002, S. 348ff; Atteslander 2003, S. 158ff; Geyer 2003, S. 57ff; Mayer 2004, S. 57ff). Nach Kromrey (2002, S. 380f) können Befragte in der Rolle von Informanten angesprochen werden, d.h. die Antworten der Befragten sind dann als Selbstauskünfte über die Merkmale eines interessierenden Objektes zu verstehen. Der Befragte fungiert nach Kromrey (ebd.) dann als Experte, indem er gebeten wird, Informationen oder Beurteilungen über Sachverhalte zu geben. In diesen Fällen ist nicht der Befragende oder Interviewer die messende Person, sondern der Befragte selbst übernimmt diese Funktion, da er mitteilt, welche Messwerte für die interessierenden Merkmale der zu untersuchenden Objekte für ihn zutreffen. Kromrey (2002, S. 381) setzt für die Wertezuweisung der zu befragenden Experten voraus, dass der Beurteilungsgegenstand sowie die zu messenden Merkmale eindeutig definiert bzw. operationalisiert sind, eine eindeutige Messskalierung existiert und die Befragten in der

Lage sind, den Untersuchungsgegenstand intersubjektiv übereinstimmend zu identifizieren. Der letztgenannte Aspekt ist der am schwierigsten zu berücksichtigende Sachverhalt, da die Befragten sowohl das zu messende Merkmal als auch die verwendete Messskalierung intersubjektiv übereinstimmend erkennen müssen und darauf zur Anwendung bringen sollen. Die meisten Aspekte können zwar durch eine sorgfältige Entwicklung und einen gründlichen Pretest[7] des Fragebogens weitestgehend gesichert werden. Eine vollständige Standardisierung ist selbst jedoch bei größter Sorgfalt nicht erreichbar, insbesondere aufgrund der Tatsache, dass im vorliegenden Verfahren nicht der Befragende die messende Person ist, sondern jeder befragte Experte. Im Falle, dass der Befragende die Messung der Merkmale durchführt, kann der Befragende durch eine gezielte und umfassende Vorbereitung in der Handhabung der Messinstrumente geschult werden, jedoch dann nicht mehr, wenn die einzelnen befragten Experten die Messung als Selbstauskunft durchführen. Dieses methodische Problem kann leider weder ausgeschlossen noch valide bestimmt und überprüft werden, daher bleibt die *„nicht überprüfbare Hoffnung, dass die durch ein unterschiedliches Verständnis der gestellten Frage möglicherweise auftretenden Fehler (...) nicht von systematischer Art sind, also nicht die generelle Gültigkeit der Daten beeinträchtigen, sondern lediglich die Zuverlässigkeit (...), so dass sich die Ungenauigkeiten bei hinreichend großer Zahl von Befragten statistisch ausgleichen"* (Kromrey 2002, S. 381). Das konzipierte und verwendete Erhebungsin-

---

[7] Die endgültigen Items des hier verwendeten Fragebogens wurden nach Durchführung eines einstufigen Pretests (n=15 Testpersonen) in der Vorphase der Untersuchung zusammengestellt, überarbeitet und abschließend festgelegt, um im Vorfeld deren Verständlichkeit und Eindeutigkeit sicherzustellen.

strument ist ein vollständig standardisierter Fragebogen[8] (siehe Anhang A), der aus Items mit geschlossenen, halboffenen und offenen Fragen besteht, deren Antworten im Wesentlichen entweder nominalskaliert oder ordinalskaliert (mehrstufige Ratingskala) gemessen werden (Mayer 2004, S. 80ff). Für einige Fragen mit Nominalskalen wurde zusätzlich eine offene Antwortkategorie eingeführt, da das Antwortspektrum zu vielschichtig ist und in der Antwortvorgabe nicht nur die vermutlich häufigsten erfasst werden sollten, sondern dem Befragten auch die Möglichkeit einer abweichenden Antwort eingeräumt werden muss. Bei einigen Fragen bestand die Möglichkeit der Mehrfachnennung. Darüber hinaus sind einige offene Fragen ohne Antwortkategorie eingeführt, da das erfragte Merkmal zu komplex und nicht hinreichend durch Antwortvorgaben erfasst werden kann. Genauso wichtig wie die Konstruktion des Fragebogens war die Formulierung des Begleitschreibens aus dem die befragende Institution, der thematische Zusammenhang mit Ausführungen zum Befragungsziel und den logistischen Angaben wie Rücksendetermin und Rücksendeform erkennbar sein müssen. Neben der Bitte um Vollständigkeit bei der Beantwortung wurde auch die Anonymität versichert (Kirchhoff et al. 2003).

4.3.2 Methoden der Datenerhebung und Datenauswertung

Da in Deutschland keine Berufsregister zur Verfügung stehen, die eine Selektion der interessierenden Zielpopulation ermöglichen,

---

[8] Die Kategorisierung als ein standardisiertes vs. nicht standardisiertes Erhebungsinstrument hängt nicht von der Art der verwendeten Frage ab (geschlossene vs. offene Frage), sondern vom Standardisierungsgrad in der Vorgehensweise des Zugangs zum Befragungsgegenstand selbst. So ist ein Fragebogen für eine schriftliche Befragung im Allgemeinen voll standardisiert, hingegen die Verwendung von Stichworten bei der Befragung der Untersuchungsgruppe z.B. mittels narrativen Interviews kann als nicht standardisiert verstanden werden (Kromrey 2002, S. 378; Mayer 2004).

musste ein anderer geeigneter Weg gewählt werden, um eine repräsentative, zufällige Stichprobe für die zugrunde liegende Untersuchung zu erhalten. Als Adresspool wurde das Deutsche Krankenhaus-adressbuch (Stand 2005) gewählt, das 768 Kliniken mit den interessierenden Merkmalen „Krankenhaus der Regel- oder Zentralversorgung" sowie „Fachabteilung Medizinisches Labor" aus dem Gesamtklinikbestand selektierte. Aus diesem Bestand wurden dann 112 Kliniken zufällig ausgewählt. Alle Laborleitungen der 112 Kliniken wurden telefonisch kontaktiert und nach ihrer prinzipiellen Bereitschaft zur Teilnahme sowie der Gesamtbeschäftigungszahl von MTLA in der Abteilung befragt. 106 Kliniken haben ihre Bereitschaft signalisiert und insgesamt 1376 Fragebögen erhalten. Die Erhebung der Daten erfolgte zweistufig, d.h. mit einer Primärerhebung sowie einer Nachfassaktion etwa 4 Wochen später. Der Datenerhebung folgen die Datenerfassung und -darstellung sowie die -auswertung, -analyse und letztendlich die -interpretation. Die Auswertung der computererfassten Fragebögen erfolgte nach Codierung der Variablen als mathematische computergestützte Datenanalyse unter Verwendung des Statistikprogramms SPSS für Windows 15.0. Für die nominal- und ordinalskalierten Daten wurden im Sinne einer deskriptiven Statistik zunächst einfache Häufigkeitsverteilungen (univariate Verteilung) sowie anschließend je nach Fragestellung auch zahlreiche Kreuztabellen (bivariate Verteilungen) gebildet und die Hypothesen statistisch geprüft[9]. Diese Berechnungen bilden die Grundla-

---

[9] Die gleichzeitige Betrachtung zweier Variablen (bivariate Analyse) hat zum Ziel, Beziehungen (Korrelationen, Assoziationen) der Variablen untereinander, die Stärke des Zusammenhangs sowie dessen Richtung (Konkordanz, Diskordanz) aufzuzeigen. Für die statistische Analyse wurden je nach Skalierungsniveau geeignete Maßzahlen (Koeffizienten) berechnet. Aufgrund der nominal- und ordinalskalierten Variablen wur-

ge für die Ergebnisdarstellung im Abschnitt 4.6, wobei Ergebnisse teilweise in Textform bzw. in Tabellen und Grafiken dargestellt werden. Die Auswertung der Daten konzentrierte sich daher auf die Deskription der Häufigkeitsverteilungen. Darüber hinaus kamen im Sinne einer Methodentriangulation (u. a. Flick 2004a) weitere Methoden bei dieser Untersuchung zum Einsatz (vgl. Abschnitt 4.7).

4.4 leitfadengestützte Experteninterviews

Ergänzt und vertieft wurde die quantitative Datenerhebung durch die verschiedenen leitfadengestützten Experteninterviews als qualitative Forschungsmethode im Sinne einer Methodentriangulation[10]. Der Einsatz qualitativer Verfahren bietet sich insbesondere in Situationen an, in denen der Untersucher keinen direkten Zugang zu den typischen Deutungsmustern und Handlungsorientierungen im untersuchten Gegenstandsbereich hat. Eine Verknüpfung quantitativer und qualitativer Methoden dient der Beleuchtung unterschiedlicher Aspekte sozialer Sachverhalte (Kelle und Erzberger 2004, S. 307f). Zur Erhebung qualitativer Daten sind in der einschlägigen Literatur zahlreiche Methoden, die sich teilweise ähneln, jedoch nicht identisch sind, ausführlich beschrieben (exemplarisch bei Kromrey 2002; Flick et al. 2004; Mayer 2004; Lamnek 2005 u. a.). Symptomatisch für eine gewisse Unschärfe insbesondere der verwendeten Begrifflichkeiten in der Literatur zur qualitativen Datenerhebung sind auf die Art der Forschungsfrage bzw. die verwendete Fragetechnik zurückzuführen. So reicht das methodische Spektrum von Intensiv-,

---

den der Chi-Quadrat-Unabhängigkeitstest und der Kontingenzkoeffizient C bzw. der Rangkorrelationskoeffizient Kendall Taub-b verwendet (Mayer 2004, S. 114ff).
[10] vgl. ausführlicher zum Verfahren der Triangulation qualitativer und quantitativer Methoden Kelle und Erzberger 2004, S. 299ff.; Flick 2004a; Flick 2004b, S. 309ff.

Tiefen-, unstrukturierten, qualitativen, zentrierten bis zu offenen Interviews und ließe sich unter Rekurs auf weitere Autoren nahezu unerschöpflich ergänzen (Lamnek 2005, S. 356). Im Rahmen der hier vorliegenden Untersuchung wurde im Sinne eines Methodenmix als weiteres Erhebungsinstrument das problemzentrierte leitfadengestützte Interview in Form von Experteninterviews verwendet. Voraussetzung für ein problemzentriertes Interview ist ein theoretisch-wissenschaftliches Vorverständnis vor der Erhebungsphase, bei dem jedoch wie bei narrativen Interviews das Erzählprinzip herausgestellt wird und damit die Bedeutungsstrukturierung über die soziale Wirklichkeit dem Befragten überlassen bleibt. Die Leitfadenstützung mit offen formulierten Fragen als Hilfsmittel ist dabei kennzeichnend und gibt dem Interview einerseits eine Struktur, indem sichergestellt wird, dass keine wesentlichen Aspekte für die Beantwortung der Forschungsfrage unbeantwortet bleiben und andererseits erhöht der Einsatz eines Leitfadens die Vergleichbarkeit der erhobenen Daten. Es wird somit ein gewisses Maß an Standardisierung der Befragungssituation erreicht. Darüber hinaus muss jedoch der Interviewer in der Befragungssituation selbst entscheiden, ob Nachfragen oder weitere Ausführungen erforderlich sind (Mayer 2004, S. 36). Experteninterviews als besondere Form problemzentrierter leitfadengestützter Interviews dienen der Befragung bestimmter Personen in ihrer Funktion als Experte für bestimmte Handlungsfelder. *„Eine Person wird zum Experten gemacht, weil wir wie auch immer begründet annehmen, dass sie über ein Wissen verfügt, das sie zwar nicht alleine besitzt, das aber doch nicht jedermann bzw. jederfrau in dem interessierenden Handlungsfeld zugänglich ist"* (Meuser und Nagel 1997, S. 484). Methodologisch gesehen, bezieht sich das Experteninterview auf einen klar definierten Wirklichkeitsausschnitt. Der Experte verfügt auf einem begrenzten Gebiet über ein klares und abrufbares Wissen, dessen Ansichten sich auf sichere Behauptungen und nicht auf bloße Raterei oder unverbindliche Annahmen gründen (Mayer 2004, S. 37ff). Das im Rahmen dieser Untersuchung bestimmte Handlungsfeld ist die biomedizinische Analytik, der Berufsbereich der MTLA. Als Experten sind daher in erster Linie die eigenen Berufsangehörigen zu sehen. Darüber hinaus sind auch Personen als solche Experten zu betrachten, die im interessierenden Handlungsfeld mit der bezeichneten Berufsgruppe aufgrund der Kompetenzverteilung (z.B. Laborärzte) eng zusammenarbeiten.

4.4.1 Erstellung der Interviewleitfäden

Beim Experteninterview handelt es sich um ein problemzentriertes leitfadengestütztes Interview mit offenen Fragen, die basierend auf theoretischen Vorüberlegungen und Felderkundungen thematisch vorstrukturiert sind und darauf abzielen, die wesentlichen Aspekte des zu untersuchenden Realitätsausschnittes zu erfassen. Die Entwicklung der Interviewleitläden für die drei Expertengruppen (MTLA, MTLA mit Managementfunktion, akademische Laborleitung) orientiert sich daher an der Problemstellung der Untersuchung. Ein Leitfaden dient in erster Linie als Gedächtnisstütze für den Interviewer, hat aber nicht den Zweck, den Wortlaut und die Reihenfolge der Fragenkomplexe einzuhalten. Der Leitfaden besteht aus vorgegebenen Themenkomplexen, denen entsprechende Nachfrage-Themen zugeordnet sind, und dient dazu, den Gesprächsfluss aufrechtzuerhalten (Mayer 2004, S. 42ff). Der Leitfaden dient darüber hinaus dem Interviewer auch dazu, vom Interviewten nicht angesprochene Aspekte durch Nachfragen noch einmal aufzugreifen oder angesprochene Aspekte noch einmal zu vertiefen bzw. auszudifferenzieren und gibt dem gesamten Gespräch auch eine gewisse notwendige Struktur, um der Beantwortung der gezielten Forschungsfrage dienlich zu bleiben. Insofern wird auch eine Vergleichbarkeit der Interviews gewährleistet (Meuser und Nagel 1991; Mayer 2004, S. 42ff; Lamnek 2005, S. 363ff). Die für die drei Expertengruppen konzipierten und verwendeten Interviewleitfäden sind in den Anhängen B, C und D dargestellt.

4.4.2 Methoden der Datenerhebung und Datenauswertung

Insgesamt wurden 33 Experteninterviews als telefonische Einzelinterviews geführt, 12 Interviews mit MTLA[11], 11 Interviews mit MTLA in leitender Position[12] und 10 Interviews mit akademischen Laborleitungen[13]. Die ausgewählten Expertinnen (n=26) und Experten (n=7)

---

[11] 4 Interviewte sind im diagnostischen Labor (Zentrallabor) einer Klinik der Regelversorgung beschäftigt, 4 Interviewte im diagnostischen Speziallabor einer Universitätsklinik, 3 Interviewte im diagnostischen Labor im niedergelassenen Bereich, 1 Interviewte im Forschungslabor. Alle Interviewten sind weiblich und haben die 3-jährige MTLA-Ausbildung absolviert. Die Rekrutierung erfolgte als Zufallsstichprobe aus dem Mitgliederbestand des dvta (Kachler 2007a).
[12] Die 11 Einzelinterviews wurden mit MTLA durchgeführt, die als technische Laborleitung tätig sind. Alle Interviewten sind weiblich. 4 Interviewte sind im diagnostischen Bereich (Zentrallabor) einer Klinik der Regelversorgung, 2 Interviewte im diagnostischen Bereich (Zentrallabor) einer Klinik der Zentralversorgung, 4 Interviewte im diagnostischen Bereich (Zentrallabor) einer Universitätsklinik und 1 Interviewte im niedergelassenen Bereich beschäftigt. Die Rekrutierung der Interviewten erfolgte während der Jahrestagung der Leitenden MTA und über die Zufallsauswahl der Kliniken für die schriftliche Befragung.
[13] Die 10 Einzelinterviews wurden mit akademischen Laborleitungen (3 internistische Ärzte als Laborleiter, 4 Ärzte für Laboratoriumsmedizin, 2 Fachchemiker der Medizin, 1 Diplomingenieur für Labordiagnostik) durchgeführt. 1 Interviewter ist im diagnostischen Bereich (Zentrallabor) einer Klinik der Maximalversorgung, 5 Interviewte im diagnostischen Bereich (Zentrallabor) einer Klinik der Zentralversorgung und 4 Interviewte im diagnostischen Bereich (Zentrallabor) einer Klinik der Regelversorgung beschäftigt. 7 Interviewte sind männlich und 3 Interviewte weiblich. Die Interviewten wurden aus den

wurden zunächst mittels formalen Anschreibens schriftlich kontaktiert, um die Befragung, die Intention und den Ablauf anzukündigen sowie durch Ausweisung des Befragenden die Seriosität der Untersuchung zu vermitteln und sicherzustellen. Im nächsten Schritt wurden die einzelnen Expertinnen/Experten telefonisch kontaktiert, der Interviewer hat sich legitimiert und die Anonymität der Befragung versichert. Anschließend wurde das Leitfadeninterview gemäß Absprache durchgeführt und mittels Tonbandaufzeichnung (Digitaler Voice Recorder VR500, Fa. AUDIOLINE) dokumentiert. Ziel der Auswertung der Experteninterviews besteht in der Herausarbeitung des überindividuell Gemeinsamen. Dazu wurden die Experteninterviews wörtlich transkribiert unter Verzicht der Darstellung von Sprechpausen, Stimmlage sowie sonstigen parasprachlichen Elementen (Mayer 2004, S. 46f). Die transkribierten Interviews wurden thematisch kategorisiert und ergänzen die inhaltlichen Aussagen der schriftlichen Befragung. Die Inhaltsanalyse der Transkripte erfolgte nach dem Auswertungsverfahren von Meuser und Nagel (1991). Nach Meuser und Nagel ist es zulässig, bei Experteninterviews die Auswertung dann zu beenden, wenn ihr vordringlicher Zweck erfüllt ist. D.h. bei der Textinterpretation ist es nicht erforderlich, gleichermaßen in die Tiefe zu gehen, wie es bei der Erforschung von Einstellungen oder Befindlichkeiten angezeigt wäre (Meuser und Nagel 1991, S. 447ff; Zoege 2004, S. 26).

Kliniken ausgewählt, die auch in die Zufallsauswahl der Stichprobenerhebung dieser schriftlichen Befragung fielen.

4.5 Untersuchungsergebnisse

Die Darstellung der erhobenen Daten aus der schriftlichen Befragung erfolgt in Form von univariaten und bivariaten Häufigkeitsverteilungen in Tabellen und Grafiken. Komplementär zur quantitativen Datenerhebung wurden problemzentrierte leitfadengestützte Interviews (Experteninterviews) durchgeführt, die anschließend transkribiert und inhaltsanalytisch interpretiert wurden und der Ergänzung der schriftlichen Befragung im Sinne einer Trinangulation dienten. Das methodische Vorgehen zur schriftlichen Befragung und zu den Experteninterviews (Sampling, statistische und Inhaltsanalyse) wurde in den Abschnitten 4.3 und 4.4 dargestellt und erläutert. Die Experten/-innen trafen Aussagen zu ihren berufsspezifischen Handlungen in der biomedizinischen Analytik und beurteilten ihren Kompetenzerwerb zur Erfüllung jener berufsspezifischen Handlungen unter Berücksichtigung ihrer beruflichen Qualifizierung und vor dem Hintergrund ihres Erfahrungshorizontes in der beruflichen Praxis.

4.6 Ergebnisse der quantitativen Untersuchung

4.6.1 Beschreibung der Stichprobe

Die Beteiligung an der schriftlichen Befragung betrug n=462 und damit eine Rücklaufquote von 34%. Die Befragten waren zwischen 19 und 64 Jahre alt (Median = 43 Jahre), keine Angabe n=2. Die Verteilung nach Examensjahr in der untersuchten Stichprobe rangiert zwischen 1962 und 2005, Median=1983, keine Angabe n=8. Der von den Befragten angegebene erreichte höchste allgemein bildende Schulabschluss ist in Abb. 4 dargestellt. Insgesamt besitzen 40,7% der Befragten eine Hochschulzugangsberechtigung.

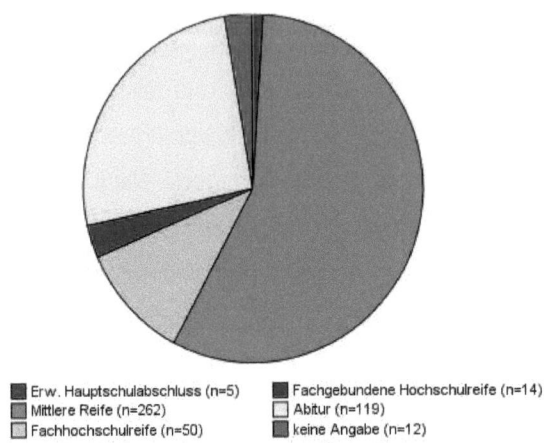

■ Erw. Hauptschulabschluss (n=5) ■ Fachgebundene Hochschulreife (n=14)
■ Mittlere Reife (n=262) ☐ Abitur (n=119)
☐ Fachhochschulreife (n=50) ■ keine Angabe (n=12)

Abb. 4: Erreichter höchster Schulabschluss in der Stichprobe.

Tab. 2: Besondere Funktionen der Befragten in den untersuchten Organisationseinheiten Medizinisches Labor. Mehrfachnennungen waren möglich.

Besondere Funktion im Labor (N=157)	Anzahl (N=)
Technische Laborleitung	80
Funktionsbereichs- bzw. Teamleitung	52
Qualitätsmanagementbeauftragte/r	42
Systemadministrator/-in	45
Praxisanleiter/-in (Mentoring)	35

Tab. 3: abgeschlossene Zusatzqualifikationen der Befragten in der Stichprobe. Mehrfachnennungen waren möglich.

Abgeschlossene Zusatzqualifikationen (N=153)	Anzahl (N=)
Fachweiterbildung (z.B. DIW-MTA)	105
Leitungsqualifikation	22
Pädagogischer Weiterbildungsabschluss	7
Qualitätsbeauftragte/r	30
Qualitätsmanager/-in	5
Auditor/-in	2
Systemadministrator/-in	10
Moderator/-in	11
Abgeschlossenes Studium	5
Sonstige Qualifikation	10

Die Befragten kamen aus dem gesamten Spektrum labordiagnostischer Teilgebiete (Hämatologie n=443, Klinische Chemie n=441, Notfalldiagnostik n=406, Immunhämatologie/ Transfusionsmedizin n=397, Immunologie/ Serologie n=334, Hämostaseologie n=300, Endokrinologie/Hormonanalytik n=120, Mikrobiologie n=50, Nuklearmedizin (RIA-Labor) n=12, Liquorzytologie n=6, Molekulare Diagnostik n=4, Zytogenetik n=1). Der Schwerpunkt der beruflichen Tätigkeit der Befragten liegt bei 77,9% [n=300] in der Versorgung mit Laboranalytik, bei 3,7% [n=17] im Qualitätsmanagement und bei 2,2% [n=10] in der EDV-Systemadministration; 16,2% [n=75] nehmen vorrangig Führungs- bzw. Managementaufgaben in der biomedizinischen Analytik wahr, worunter unter anderem häufig auch das Qualitätsmanagement und die Systemadministration fällt. Die Antwort auf die Frage nach einer besonderen Funktion in der Organisationseinheit ist in Tab. 2 dargestellt. 33,1% [n=153] der Befragten gaben an, über eine einschlägige Zusatzqualifikation zu verfügen (vgl. Tab. 3).

4.6.2 Präanalytischer Laborleistungsprozess

Etwa ein Drittel der MTLA müssen regelmäßig bis oft die Einsender hinsichtlich zu beachtender präanalytischer Maßnahmen beraten, etwa die Hälfte berät manchmal die Einsender in derartigen Fragen. Nahezu sämtliche MTLA (Modus 1, Antwortkategorie „immer") beurteilen in der biomedizinischen Labordiagnostik das zur Untersuchung eingesandte Untersuchungs- bzw. Probenmaterial hinsichtlich ihrer Brauchbarkeit für die angeforderte Analyse, d.h. sie prüfen, ob es Störgrößen (z.B. lipämisches, hämolytisches, ikterisches, trübes

Serum) gibt, die ein valides Untersuchungsergebnis unmöglich machen (vgl. Tabelle 4).

Tab. 4: Befragungsergebnisse zu präanalytischen Maßnahmen (in %).

Beratung der Einsender hinsichtlich präanalytischer Besonderheiten für eine angeforderte oder angefragte labordiagnostische Untersuchung.					
Antwortmöglichkeit	regelmäßig (1) [N]	häufig (2) [N]	manchmal (3) [N]	in Ausnahmen (4) [N]	Nie (5) [N]	Modus
N=457	11,6 [53]	24,5 [112]	48,1 [220]	10,7 [49]	5,0 [23]	3
Beurteilung des Untersuchungsmaterials allgemein auf Auffälligkeiten (z.B. Lipämie, Hämolyse, Trübung, Färbung etc.)					
Antwortmöglichkeit	immer (1) [N]	meistens (2) [N]	teils-teils (3) [N]	meist nicht (4) [N]	nein (5) [N]	Modus
N=461	81,1 [374]	14,8 [68]	3,3 [15]	0,2 [1]	0,7 [3]	1
Beurteilung des Untersuchungsmaterials auf mögliche Störgrößen, die Einfluss auf den analytischen Prozess haben					
Antwortmöglichkeit	immer (1) [N]	meistens (2) [N]	teils-teils (3) [N]	meist nicht (4) [N]	nein (5) [N]	Modus
N=460	82,6 [380]	14,1 [65]	2,0 [9]	1,1 [5]	0,2 [1]	1

Tabelle 5 zeigt die Ergebnisse der Selbsteinschätzung der Handlungskompetenz der MTLA zur Beratung der Einsender bei präanalytischen Fragen im Vorfeld einer Laboratoriumsuntersuchung. Dabei wurde deutlich, dass etwa 60% (Modus 2) der

Befragten sich im Wesentlichen als kompetent beurteilen, Nachfragen zur Präanalytik seitens der Einsender zu beantworten, dagegen ca. 40% der MTLA sich als partiell oder weniger kompetent einschätzen, Fragen zur Präanalytik hinreichend beantworten zu können.

Tab. 5: Befragungsergebnisse zur Beurteilung der fachlichen Kompetenz zur Beratung zur Präanalytik (in %).

Einschätzung der eigenen fachlichen Kompetenz, den Einsender zu präanalytischen Maßnahmen zu beraten						
Antwortmöglichkeit	immer (1) [N]	meistens (2) [N]	teils-teils (3) [N]	meist nicht (4) [N]	nein (5) [N]	Modus
N=456	7,2 [33]	51,5 [235]	35,1 [160]	3,1 [14]	3,1 [14]	2

Tab. 6. Verantwortungsbereich der MTLA vs. Erbringung von Beratungsleistungen zur Präanalytik (in %).

	Beratung der Einsender zur Präanalytik					
	regelmäßig (1) [N]	häufig (2) [N]	manchmal (3) [N]	in Ausnahmen (4) [N]	Nie (5) [N]	Modus
MTLA **mit** Managementfunktion, n=130	12,3 [16]	42,3 [55]	37,7 [49]	5,4 [7]	2,3 [3]	2
MTLA **ohne** Managementfunktion, n=327	11,3 [37]	17,4 [57]	52,3 [171]	12,8 [42]	6,2 [20]	3

Chi-Quadrat nach Pearson: 35,2. Kontingenzkoeffizient C: 0,267, Irrtumswahrscheinlichkeit (Signifikanz) $p < 0.001$.

Differenziert nach Verantwortungsbereich wird deutlich, dass MTLA mit Managementfunktion [55% beraten regelmäßig/häufig] signifikant häufiger Beratungen zur Präanalytik durchführen als MTLA ohne Managementfunktion [29% beraten regelmäßig/häufig] (vgl. Tab. 6).

Auf die Frage, inwiefern MTLA arbeitsplatzbedingt direkten Kontakt zu Patienten/Klienten haben, gaben 76 Befragte (16,5%) an, keinen direkten Patientenkontakt zu haben und 385 Befragte (83,5%) haben berufsbedingt regelmäßigen direkten Kontakt mit Patienten, 1 Befragte machte keine Angabe. 83,5% der befragten MTLA gaben an, direkten Patientenkontakt zu haben. Dabei beschränkt sich dieser Patientenkontakt fast ausschließlich auf die Tätigkeit der Gewinnung des Untersuchungsmaterials vom Patienten, wobei hier hauptsächlich venöse und kapillare Blutentnahmen im Vordergrund stehen und der Patientenkontakt von kurzer Dauer ist. Die zusammenfassende Kategorisierung der Aussagen der Befragten ist in Tab. 7 dargestellt.

Tab. 7: Befragungsergebnisse zur Spezifikation der patientenzentrierten Interaktion (Kategorisierung).

Spezifikation der patientenzentrierten Interaktion (Befragte, N=385), z.T. Mehrfachnennungen	Anzahl N=
Gewinnung von Untersuchungsmaterialien (v.a. kapillare, venöse Blutentnahmen (selbständig), Assistenz bei Beckenkamm- und Sternalpunktionen zur Knochenmarkgewinnung)	383
Beratung/Schulung (Patientenschulungen z.B. Blutzuckermessungen, Antikoagulantienüberwachung, Aufklärungsgespräche bei Blutspenden)	13
Betreuung (v.a. im Rahmen der Diagnostik z.B. oraler Glukosetoleranztest, Bestimmung der Blutungszeit, Blutzellspende)	10
ärztliche Assistenz (Durchführung von Röntgenuntersuchungen, EKG, Funktionsdiagnostik, Endoskopie)	6

Die Indikationsstellung und die Auftragserteilung für Labortests sind Aufgaben der anfordernden Ärzte. Allerdings kommt dem Laborfachpersonal nicht selten die Rolle der Berater zu. So beraten MTLA manchmal die Einsender bei der Auswahl geeigneter labordiagnostischer Untersuchungen (Modus 3), ein sehr kleiner Teil (ca. 10%) führt derartige Beratungen regelmäßig-häufig durch (vgl. Tab. 8). Darüber hinaus sollten die Aufträge im Laboratorium aus Qualitäts- und Kostengründen hinsichtlich der Plausibilität, d.h. ihrer Sinnhaftigkeit in Bezug zur diagnostischen Fragestellung, überprüft werden. Diese Aufgabe wird überwiegend nicht (ca. 57%) durchgeführt. Ein kleiner Teil (ca. 21%) führt eine derartige Plausibilitätsprüfung regelmäßig durch, ca. 22% nur einzelfallbezogen. Etwa 39% der Befragten schätzen sich jedoch überhaupt nur kompetent ein, diese Plausibilitätsprüfung durchzuführen (vgl. Tabelle 8).

Tab. 8: Befragungsergebnisse zu Plausibilitätsprüfung und Beratungsleistungen durch MTLA (in %).

Beurteilung der Plausibilität hinsichtlich Sinnhaftigkeit bzw. Notwendigkeit einer angeforderten Untersuchung entsprechend der diagnostischen Fragestellung des Einsenders						
Antwortmöglichkeit	immer (1) [N]	meistens (2) [N]	teils-teils (3) [N]	meist nicht (4) [N]	nein (5) [N]	Modus
N=459	8,5 [39]	12,6 [58]	22,2 [102]	27,2 [125]	29,4 [135]	5

Empirische Untersuchungen zur Handlungsaufgabe von MTLA

Beratung der Einsender bei der Auswahl geeigneter labordiagnostischer Untersuchungen						
Antwortmöglichkeit	regelmäßig (1) [N]	häufig (2) [N]	manchmal (3) [N]	in Ausnahmen (4) [N]	nie (5) [N]	Modus
N=459	2,0 [9]	7,6 [35]	34,4 [158]	32,2 [148]	23,7 [109]	3
Einschätzung der eigenen fachlichen Kompetenz, die Plausibilitätsprüfung angeforderter Laboruntersuchungen entsprechend der diagnostischen Fragestellung des Einsenders durchzuführen						
Antwortmöglichkeit	immer (1) [N]	meistens (2) [N]	teils-teils (3) [N]	meist nicht (4) [N]	nein (5) [N]	Modus
N=455	7,3 [33]	31,2 [142]	39,6 [180]	11,0 [50]	11,0 [50]	3

Tab. 9. Zusammenhang zwischen Verantwortungsbereich der MTLA vs. Erbringung von Beratungsleistungen zur Auswahl geeigneter Labortests (in %).

	Beratung der Einsender bei der Auswahl von Labortests					
	regelmäßig (1) [N]	häufig (2) [N]	manchmal (3) [N]	in Ausnahmen (4) [N]	Nie (5) [N]	Modus
MTLA **mit** Managementfunktion, n=130	3,8 [5]	12,3 [16]	41,6 [54]	30 [39]	12,3 [16]	3
MTLA **ohne** Managementfunktion, n=329	1,2 [4]	5,8 [19]	31,6 [104]	33,1 [109]	28,4 [93]	4

Chi-Quadrat nach Pearson: 21,5. Kontingenzkoeffizient C: 0,211, Irrtumswahrscheinlichkeit (Signifikanz) p < 0.001.

Differenziert nach Verantwortungsbereich wird deutlich, dass MTLA mit Managementfunktion [16% beraten regelmäßig/häufig] signifikant häufiger Beratungen zur Auswahl geeigneter Labortests durchführen als MTLA ohne Managementfunktion [7% beraten regelmäßig/häufig] (vgl. Tab. 9).

4.6.3 Analytischer und postanalytischer Laborleistungsprozess

Der analytische Prozess, d.h. die eigentliche Durchführung der Laboruntersuchung von der Auftragsabwicklung, der Steuerung/Überwachung der Analysengeräte bis zur Validation der Laborergebnisse, wird dominierend (>90%) IT-unterstützt mittels Laborinformationssystemen erledigt (vgl. Tab. 10).

Die Durchführung qualitätssichernder Maßnahmen in der Laboratoriumsdiagnostik ist nach den Richtlinien der Bundesärztekammer (Bundesärztekammer 2008) verpflichtend und gehört zu den Kompetenzen der MTLA in der biomedizinischen Analytik. Die Kompetenz, einen störungsfreien Analyseablauf zu gewährleisten, insbesondere Wartung, Gerätecheck und Kalibration sind Voraussetzung für die Durchführung und Evaluation der fachspezifischen Qualitätssicherung sowie für die technische und biomedizinische Validation der Laborergebnisse. So gaben nahezu alle Befragten (96,8%) an, auch an Maßnahmen der internen Qualitätssicherung beteiligt zu sein. Die Beurteilung der internen Qualitätskontrolle wird von nur ca. 82% der Befragten wahrgenommen. Demzufolge gibt es Kolleginnen, die zwar die Messungen durchführen, aber die Ergebnisse selbst nicht auswerten und beurteilen.

An Maßnahmen der externen Qualitätssicherung (Ringversuchsmessungen) sind ca. 87% der Befragten beteiligt, allerdings werden die Ergebnisse von nur ca. 41% aus- und bewertet (vgl. Tab. 11).

Tab. 10: Befragungsergebnisse zum Einsatz von Informationstechnologien im Labor (in %).

Zur Abwicklung eingegangener Untersuchungsanforderungen (Auftragsabwicklung)						
Antwortmöglichkeit	täglich (1) [N]	wöchentlich (2) [N]	monatlich (3) [N]	halbjährlich (4) [N]	seltener (5) [N]	nie (6) [N]	Modus
N=459	98,9 [454]	0,2 [1]	0,2 [1]	0 [0]	0,2 [1]	0,4 [2]	1
Zur Durchführung der voll-/halbautomatisierten Laboranalytik (Steuerung/ Überwachung der Laboranalyzer)						
Antwortmöglichkeit	täglich (1) [N]	wöchentlich (2) [N]	monatlich (3) [N]	halbjährlich (4) [N]	seltener (5) [N]	nie (6) [N]	Modus
N=457	98,7 [451]	0,7 [3]	0 [0]	0 [0]	0,2 [1]	0,4 [2]	1
Zur technischen Validation der ermittelten Laborergebnisse (Bericht-/Befundübermittlung)						
Antwortmöglichkeit	täglich (1) [N]	wöchentlich (2) [N]	monatlich (3) [N]	halbjährlich (4) [N]	seltener (5) [N]	nie (6) [N]	Modus
N=459	98,5 [452]	0,7 [3]	0,2 [1]	0 [0]	0,2 [1]	0,4 [2]	1

Zur medizinischen Validation der ermittelten Laborergebnisse (Bericht-/Befundübermittlung)							
Antwortmöglichkeit	täglich (1) [N]	wöchentlich (2) [N]	monatlich (3) [N]	halbjährlich (4) [N]	seltener (5) [N]	nie (6) [N]	Modus
N=443	90,1 [399]	0,7 [3]	0,7 [3]	0 [0]	1,6 [7]	7,0 [33]	1

Tab. 11: Befragungsergebnisse zur Durchführung qualitätssichernder Maßnahmen im med. Laboratorium (in %).

Antwortmöglichkeiten (Befragte, N=462)	Antworten (N)	%
Ich führe Kontrollmaterialien mit (interne Qualitätskontrolle).	447	96,8
Ich werte die Kontrollergebnisse der internen Qualitätskontrolle aus und dokumentiere sie.	350	75,8
Ich beurteile die internen Qualitätskontrollergebnisse hinsichtlich der Präzision und Richtigkeit.	382	82,7
Ich führe die externe Qualitätskontrolle (Ringversuche) durch und dokumentiere die Ergebnisse.	402	87,0
Ich bewerte/beurteile die Ergebnisse der Ringversuchsmessungen.	190	41,1
Ich kontrolliere die Reagenzien an meinem Arbeitsplatz auf Brauchbarkeit.	423	91,6
Ich kontrolliere meine Messgeräte auf Funktionalität und Präzision.	408	88,3
Ich führe Routinekontrollen der Laborgeräte/-automaten (Analyzer) durch.	405	87,7

Etwa 98% (Modus 1) der Befragten beurteilen die Messergebnisse auf analytische Richtigkeit, d.h. führen die technische Validation durch (vgl. Tab. 12).

Tab. 12: Befragungsergebnisse zur Validierung von Laborergebnissen (in %).

Beurteilung der Messergebnisse auf analytische Richtigkeit (technische Validation der Laborergebnisse).						
Antwortmöglichkeit	immer (1) [N]	meistens (2) [N]	teils-teils (3) [N]	meist nicht (4) [N]	Nein (5) [N]	Modus
N=452	85,4 [386]	12,2 [55]	2,4 [11]	0 [0]	0 [0]	1
Beurteilung der Messergebnisse auf Plausibilität (biomedizinische Validation der Laborergebnisse).						
Antwortmöglichkeit	immer (1) [N]	meistens (2) [N]	teils-teils (3) [N]	meist nicht (4) [N]	Nein (5) [N]	Modus
N=454	45,6 [207]	16,1 [73]	14,8 [67]	5,7 [26]	17,8 [81]	1

Die Einschätzung der eigenen Kompetenz, diese Aufgabe der technischen Validation sicher und zuverlässig durchzuführen, wird von einer deutlichen Mehrheit (ca. 97%, Modus 1) der Befragten bestätigt (vgl. Tab. 13). Zirka 45,6% der Befragten beurteilen immer und 16,1% meistens die Messergebnisse hinsichtlich der Plausibilität, d.h. führen eine biomedizinische Validation durch (Modus 1, vgl. Tab. 12). Hierzu sehen sich interessanterweise nur etwa 67% als kompetent, diese Aufgabe zuverlässig wahrzunehmen. Untersucht wurde auch der Zusammenhang zwischen der Durchführung der biomedizinischen Validation von Laborergebnissen durch MTLA in Abhängigkeit der Personalstruktur der (akademischen) Laborleitung. MTLA, die einem internistischen Chefarzt unterstellt sind [74% immer/meistens], führen signifikant häufiger die biomedizinische Validation durch als MTLA, die einem Laborarzt [46% immer/meistens] oder Naturwissenschaftler [57% immer/meistens] unterstellt sind (vgl. Tab. 14).

Allerdings schätzen sich etwa ein Drittel der Befragten als weniger bis gar nicht in der Lage ein, diese Aufgabe der biomedizinischen Validation fachkompetent zu erledigen (vgl. Tab. 13). Der Anteil der MTLA, die unter internistischer Leitung tätig sind, und sich als weniger fachlich kompetent einschätzen die biomedizinische Validation durchzuführen, beträgt hingegen nur 16%.

Ein nicht unerheblicher Anteil an Befragten entscheidet einzelfallbezogen nach Rücksprache mit dem Einsender aufgrund der ermittelten Laborergebnisse über weiterführende Analytik und berät die Einsender auch auf Nachfrage bei der Beurteilung der Laborergebnisse. Allerdings wird diese Aufgabe von einigen Befragten sehr selten oder gar nicht wahrgenommen (vgl. Tab. 15). MTLA mit Managementfunktion [14% regelmäßig/häufig] beraten signifikant häufiger die Einsender bei Nachfragen zur Beurteilung von Labortests als MTLA, die keine Managementfunktion haben [7,6% regelmäßig/häufig] (vgl. Tab. 16).

Tab. 13: Befragungsergebnisse zur Beurteilung der fachlichen Kompetenz zur Validation von Laborergebnissen (in %).

Einschätzung der eigenen fachlichen Kompetenz, die technische Validation durchzuführen						
Antwortmöglichkeit	immer (1) [N]	meistens (2) [N]	teils-teils (3) [N]	meist nicht (4) [N]	Nein (5) [N]	Modus
N=451	57,9 [261]	39,5 [178]	2,0 [9]	0,7 [3]	0 [0]	1
Einschätzung der eigenen fachlichen Kompetenz, die biomedizinische Validation durchzuführen						
Antwortmöglichkeit	immer (1) [N]	meistens (2) [N]	teils-teils (3) [N]	meist nicht (4) [N]	Nein (5) [N]	Modus
N=451	27,9 [126]	38,8 [175]	17,3 [78]	4,4 [20]	11,5 [52]	2

Tab. 14. Zusammenhang zwischen medizinischer Validation durch MTLA vs. Personalstrukturmuster im Laboratorium in Form der Qualifikation der Laborleitung (in %).

Absolute Werte [N]	Durchführung der biomedizinischen Validation von Laborergebnissen durch MTLA					
Leitung des Laboratoriums	Immer [N]	Meist [N]	Teils-teils [N]	meist nicht [N]	Nein [N]	Gesamt [N]
Laborarzt	32,5 [40]	13,8 [17]	20,3 [25]	6,5 [8]	26,9 [33]	100 [123]
Naturwissenschaftler	37, 1 [33]	20,2 [18]	16,9 [15]	7,9 [7]	17,9 [16]	100 [89]

Internist	58,5 [117]	15 [30]	10,5 [21]	4,5 [9]	11,5 [23]	100 [200]
MTLA (ausschließlich)	45 [9]	30 [6]	0 [0]	5 [1]	20 [4]	100 [20]

Chi-Quadrat nach Pearson: 37,1. Kontingenzkoeffizient C: 0,281, Irrtumswahrscheinlichkeit (Signifikanz) p < 0.001.

Tab. 15: Befragungsergebnisse zur Stufendiagnostik und Beratung der Einsender zur Interpretation der Labortests (in %).

Entscheidung über weiterführende Analytik aufgrund der validierten Testergebnisse nach Rücksprache mit dem Einsender						
Antwortmöglichkeit	Regelmäßig (1) [N]	häufig (2) [N]	manchmal (3) [N]	in Ausnahmen (4) [N]	Nie (5) [N]	Modus
N=457	9,0 [41]	14,4 [66]	35,4 [162]	24,1 [110]	17,1 [78]	3
Beratung der Einsender bei der Beurteilung der Laborergebnisse						
Antwortmöglichkeit	Regelmäßig (1) [N]	häufig (2) [N]	manchmal (3) [N]	in Ausnahmen (4) [N]	Nie (5) [N]	Modus
N=459	2,0 [9]	7,4 [34]	32,0 [147]	35,9 [165]	22,7 [104]	4

Tab. 16. Zusammenhang zwischen Verantwortungsbereich der MTLA vs. Erbringung von Beratungsleistungen zur Beurteilung von Laborergebnissen (in %).

	Beratung der Einsender bei der Beurteilung von Laborergebnissen					
	regelmäßig (1) [N]	Häufig (2) [N]	manchmal (3) [N]	in Ausnahmen (4) [N]	Nie (5) [N]	Modus
MTLA **mit** Managementfunktion, n=130	2,3 [3]	11,5 [15]	41,6 [54]	34,6 [45]	10 [13]	3
MTLA **ohne** Managementfunktion, n=329	1,8 [6]	5,8 [19]	28,3 [93]	36,5 [120]	27,6 [91]	4

Chi-Quadrat nach Pearson: 22,3. Kontingenzkoeffizient C: 0,215, Irrtumswahrscheinlichkeit (Signifikanz) $p < 0.001$.

Von Interesse ist auch, welchen Einfluss die Befragten im Entscheidungsprozess bei der Etablierung neuer Methoden bzw. der Einführung weiterer Analyte im Labor haben bzw. ob diese die Validierung der neuen Methoden durchführen. Die Hälfte der Befragten ist überhaupt nicht bei der Methodenetablierung bzw. -validierung beteiligt. Etwa ein Viertel der Befragten ist im Entscheidungsprozess der Methodenauswahl und bei der Methodenvalidierung involviert. Deutlich wird hierbei: je komplexer die Aufgabe ist, desto weniger MTLA nehmen diese Aufgabe wahr. Lediglich 15% der Befragten (alle in Leitungsposition) sind für die gesamte Methodenprüfung verantwortlich und haben auch eine (Mit)-Entscheidungskompetenz (vgl. Tab. 17).

Tab. 17: Einfluss im Entscheidungsprozess über die Etablierung neuer Methoden bzw. Messgrößen im medizinischen Labor (in %).

Antwortmöglichkeiten (Befragte, N=462)	Antworten (N)	%
Ich habe keinen Einfluss auf das Auswahlverfahren.	231	50,0
Ich führe die Messungen mit den Kontroll- und Referenzmaterialien durch und leite die Ergebnisse zur weiteren Prüfung weiter.	193	41,8
Ich bin an der Festlegung der Auswahl-, Prüf-, und Entscheidungskriterien für die neue Untersuchungsmethode beteiligt.	98	21,2
Ich wähle infrage kommende Methoden bzw. Geräte für die Bestimmung des Analyts aus.	64	13,9
Ich wähle die erforderlichen Kontroll-, Referenz- bzw. Kalibrationsmaterialien für die neue Methode aus und/oder stelle sie auch selbst her/zusammen.	55	11,9
Aufgrund der vorliegenden Ergebnisse der Messungen der Kontroll- bzw. Referenzmaterialien führe ich eine umfassende Methodenprüfung durch (Kalibration, Präzision, Richtigkeit, Analytische Spezifität und Sensitivität) und gebe mein Ergebnis zur Entscheidung weiter.	103	22,3
Ich bin für die gesamte Methodenprüfung verantwortlich und entscheide zusammen mit der Leitung über die Einführung der Methode.	55	11,9
Ich bin für die gesamte Methodenprüfung verantwortlich und entscheide selbständig über die Einführung der Methode.	13	2,8

4.6.4 Sonstige Leistungsprozesse

Die Informationstechnologie hat sich in den letzten Jahren innerhalb der Gesundheitsversorgung z.B. in Form von Krankenhaus-, Labor- und Radiologieinformations- und -kommunikationssystemen fest etablieren können und hat gerade für die MTLA in der täglichen Arbeit enorme Bedeutung. Etwa 98% der Befragten nutzen täglich IT-gestützte Systeme für die Auftragsabwicklung, Validierung der Laborergebnisse einschl. Befundübermittlung sowie zur Dokumentation der Leistungsdaten. Auch die Kommunikation mit Einsendern, Leistungserbringern, Lieferanten wird heute von einem erheblichen Anteil mittels elektronischer Wege geführt (70% der Befragten), ebenso statistische Auswertungen von Leistungsdaten (58%). Somit kann ganz klar festgestellt werden, dass IT-gestützte Aufgaben auf der operativen Ebene von fast allen MTLA ausgeführt werden (vgl. Tab. 18).

Aufgaben, die der strategischen Ebene zuzuordnen sind, wie z.B. Systemadministration (34%), Stammdatenedition (37%) und das Schnittstellenmonitoring (20%) werden hingegen von einem deutlich geringeren Teil der Befragten wahrgenommen. Man kann daher feststellen, dass mit steigendem Schwierigkeitsgrad immer weniger MTLA Aufgaben auf der strategischen Ebene wahrnehmen. Obwohl der Anteil der Befragten, die Aufgaben auf der strategischen Ebene durchführen, vergleichsweise gering ist, darf dieser Handlungsaufgabe eine nicht unerhebliche Beachtung zukommen (vgl. Tab. 19).

Tab. 20 gibt eine Selbsteinschätzung der Befragten hinsichtlich ihrer fachlichen Kompetenz im Umgang mit LIS. Demnach schätzt sich ein relativ geringer Anteil an Befragten (ca. 15%) als unsicher im Umgang mit IT-Systemen ein.

Tab. 18: Befragungsergebnisse zum IT-Einsatz (operative Ebene) im medizinischen Labor (in %).

Zur Dokumentation Ihrer Arbeitsaufträge, Ergebnisse, Qualitätskontrollen, etc.

Antwort möglichkeit	täglich (1) [N]	Wöchentlich (2) [N]	Monatlich (3) [N]	halbjährlich (4) [N]	seltener (5) [N]	nie (6) [N]	Modus
N=460	98,9 [455]	0,9 [4]	0,2 [1]	0 [0]	0 [0]	0 [0]	1

Zur Archivierung der Leistungsdaten, Ergebnisse etc.

Antwort möglichkeit	täglich (1) [N]	Wöchentlich (2) [N]	Monatlich (3) [N]	halbjährlich (4) [N]	seltener (5) [N]	nie (6) [N]	Modus
N=457	93,2 [426]	2,0 [9]	1,1 [5]	0 [0]	0,9 [4]	2,8 [13]	1

Zur Kommunikation mit Einsendern, Leistungsanbietern, Lieferanten, Herstellern etc.

Antwort möglichkeit	täglich (1) [N]	wöchentlich (2) [N]	Monatlich (3) [N]	halbjährlich (4) [N]	seltener (5) [N]	nie (6) [N]	Modus
N=447	64,9 [290]	4,3 [19]	1,3 [6]	0 [0]	10,7 [48]	18,8 [84]	1

Zur statistischen Auswertung von Leistungsdaten, der Leistungserfassung und Abrechnung

Antwort möglichkeit	täglich (1) [N]	wöchentlich (2) [N]	monatlich (3) [N]	halbjährlich (4) [N]	seltener (5) [N]	nie (6) [N]	Modus
N=462	41,6 [186]	1,8 [8]	14,1 [63]	0,7 [3]	8,7 [39]	33,1 [148]	1

Tabelle 19: Befragungsergebnisse zum IT-Einsatz (strategische Ebene) im medizinischen Labor (in %).

Zum anlegen und pflegen von Leistungsdaten (Stammdatenedition der Labor-EDV/LIS)

Antwort möglichkeit	täglich (1) [N]	wöchentlich (2) [N]	monatlich (3) [N]	halbjährlich (4) [N]	seltener (5) [N]	nie (6) [N]	Modus
N=440	21,8 [96]	5,9 [26]	9,1 [40]	1,6 [7]	16,4 [72]	45,2 [199]	6

Zur Administration des Labor-EDV-Systems (Wartung, Funktionsprüfung, Datensicherheit, Software-/Hardware-Konfiguration, Schutzmaßnahmen)

Antwort möglichkeit	täglich (1) [N]	wöchentlich (2) [N]	monatlich (3) [N]	halbjährlich (4) [N]	seltener (5) [N]	nie (6) [N]	Modus
N=435	22,8 [99]	7,6 [33]	3,7 [16]	1,6 [7]	17,0 [74]	47,4 [206]	6

Zur Überwachung/Anpassung der Labor-EDV (nach z.B. Testsimulation) ins übergeordnete Krankenhausinformationssystem (Schnittstellenüberwachung)

Antwort möglichkeit	täglich (1) [N]	wöchentlich (2) [N]	monatlich (3) [N]	Halbjährlich (4) [N]	seltener (5) [N]	nie (6) [N]	Modus
N=430	13,3 [57]	2,8 [12]	3,5 [15]	1,4 [6]	14,0 [60]	65,1 [280]	6

Tab. 20: Befragungsergebnisse zur Beurteilung der fachlichen Kompetenz im Umgang mit LIS (in %).

Einschätzung der eigenen fachlichen Kompetenz im Umgang mit Laborinformationssystemen (LIS)						
Antwortmöglichkeit	sehr sicher (1) [N]	eher sicher (2) [N]	teils-teils (3) [N]	eher unsicher (4) [N]	sehr unsicher (5) [N]	Modus
N=455	38,0 [173]	46,8 [213]	13,2 [60]	1,8 [8]	0,2 [1]	2

4.6.5 Voraussetzungen zur Anbahnung Evidence-basierten beruflichen Handelns

Kachler und Behrens (2005, S. 26f) weisen darauf hin, dass die diagnostisch-technischen Gesundheitsberufe, zu denen auch MTLA gehören, für die Ausübung ihrer Tätigkeit sowohl ein theoretisches, wissenschaftlich fundiertes Wissen als auch praktische Fähigkeiten und Fertigkeiten sowie Reflexionsvermögen benötigen, das zum Erkennen und Entwickeln externer Evidence unverzichtbar ist. Die Berufsangehörigen müssen durch ihre berufliche Qualifikation zumindest in der Lage sein, eigenverantwortlich die externe Evidence zu ihrer Handlungsaufgabe aufzufinden, zu bewerten und nutzen zu können (Behrens und Langer 2004). Voraussetzungen für Evidence-basiertes berufliches Handeln sind demnach die Befähigung im Umgang mit Fachliteratur sowie sich selbständig neue Wissensgebiete zu erschließen bzw. seine Handlungskompetenz aufgrund veränderter beruflicher Anforderungen zu erweitern.

Daher wurden im Rahmen dieser Erhebung Aspekte zum Umgang mit Fachliteratur sowie die Fortbildungsaktivitäten untersucht, die als Indikatoren für eine Anbahnung Evidence-basierter beruflicher Handlungskompetenz hilfreich sind. In Tab. 21 sind die Ergebnisse der Selbsteinschätzung zur Notwendigkeit und zum Umgang mit Fachliteratur dargestellt. Darüber hinaus wurden die Befragten gebeten, Probleme, die beim Lesen von Fachliteratur bestehen, zu benennen. Dazu wurden 15 Items vorformuliert sowie die Möglichkeit der eigenen Ergänzung gegeben. In Tab. 22 sind die zehn am häufigsten benannten Probleme dargestellt.

Im Sinne einer Bestandsaufnahme ist die Einschätzung der Berufsangehörigen über die Notwendigkeit des Lesens von Fachliteratur, die zur Erledigung der an sie gestellten beruflichen Anforderungen erforderlich ist, dargestellt. Die Befragten schätzen insgesamt eine moderate Notwendigkeit für die tägliche Praxis ein (Modalwert 3), wobei immerhin ein Anteil von etwa ein Drittel regelmäßig die Lektüre von Fachliteratur benötigt. Die Lesehäufigkeit der Befragten muss eher als gelegentlich (ca. 75% lesen monatlich oder seltener Fachliteratur) eingeschätzt werden. Die Mehrheit der Befragten beurteilt die eigene Befähigung zum kritischen Umgang mit Fachliteratur als tendenziell unsicher (59%, Modalwert 3, vgl. Tab. 21), wobei Befragte, die regelmäßig Fachliteratur lesen, sich kompetenter einschätzen als Befragte die unregelmäßig lesen.

Tab. 21: Beurteilung der Notwendigkeit der Lektüre und der Lesehäufigkeit von Fachliteratur, kompetenter Umgang (Lektüre) mit Fachliteratur (in %).

Einschätzung der Notwendigkeit des Lesens von Fachliteratur zur Bewältigung der an die Berufsangehörigen gestellten Arbeitsanforderungen.

Antwortmöglichkeit	unbedingt (1) [N]	oft (2) [N]	manchmal (3) [N]	sehr selten (4) [N]	nie (5) [N]	Modus
N=458	15,7 [72]	23,1 [106]	42,8 [196]	17,0 [78]	1,3 [6]	3

Angabe der Berufsangehörigen über die Lesehäufigkeit von Fachliteratur

Antwortmöglichkeit	täglich (1) [N]	wöchentlich (2) [N]	monatlich (3) [N]	Halbjährlich (4) [N]	Seltener (5) [N]	nie (6) [N]	Modus
N=460	1,5 [7]	22,6 [104]	43,9 [202]	10,7 [49]	20,9 [96]	0,4 [2]	3

Einschätzung der Berufsangehörigen zum kompetenten Umgang mit Fachliteratur

Antwortmöglichkeit	Sehr sicher (1) [N]	eher sicher (2) [N]	teils-teils (3)	eher unsicher (4) [N]	sehr unsicher (5) [N]	Modus
N=451	4,2 [19]	37,3 [168]	50,8 [229]	6,7 [30]	1,1 [5]	3

Untersucht wurde auch der Zusammenhang zwischen dem Verantwortungsbereich der MTLA und der Notwendigkeit der Lektüre sowie der Lesehäufigkeit von Fachliteratur, die zur Bewältigung der Anforderungen in der beruflichen Praxis erforderlich sind. Es wurden für unterschiedliche Verantwortungsbereiche statistische Untersuchungen durchgeführt. MTLA in Managementfunktion lesen signifikant häufiger regelmäßig Fachliteratur [44,6% vs. 16,1%] und betrachten die Lektüre von Fachliteratur für ihre Arbeit als unbedingt erforderlich [60,5% vs. 30,4%], als MTLA ohne Managementfunktion (vgl. Tab. 23).

Tabelle 22: Probleme der Befragten im Umgang (Lektüre) mit Fachliteratur. Mehrfachantworten waren möglich.

Probleme beim Lesen von Fachliteratur (Befragte N=462)	Antworten (N)	Prozent der Fälle
Forschungsberichte/Artikel sind zu kompliziert geschrieben	197	**50,6**
Berichte sind für Nicht-Wissenschaftler unverständlich	130	**33,4**
Berichte/ Artikel sind auf Englisch geschrieben und stellen daher ein Hindernis dar	124	**31,9**
das Besorgen von Fachliteratur ist zu aufwendig und/ oder zu teuer	85	**21,9**
Keine Zeit um Fachbeiträge/ Berichte zu lesen	71	**18,3**
Aktuelle Fachliteratur ist nicht am Ort erhältlich	61	**15,7**
Fachbezogene Forschungsberichte sind nicht leicht erhältlich	55	**14,1**
Habe nicht das notwendige Hintergrundwissen die Fachbeiträge zu verstehen	50	**12,9**
Keine deutschsprachige Fachliteratur erhältlich	48	**12,3**
Bedeutung für die berufliche Praxis ist nicht klar für mich	40	**10,3**

Tab. 23. Zusammenhang zwischen Verantwortungsbereich der MTLA vs. Notwendigkeit der Lektüre bzw. Lesehäufigkeit von Fachliteratur zur Bewältigung der Anforderungen in der beruflichen Praxis (in %).

	Notwendigkeit der Lektüre von Fachliteratur					
	unbedingt (1) [N]	oft (2) [N]	Manchmal (3) [N]	sehr selten (4) [N]	nie (5) [N]	Gesamt [N]
MTLA **mit** Managementfunktion, n=129	31 [40]	29,5 [38]	38,7 [50]	0,8 [1]	0 [0]	100 [129]
MTLA **ohne** Managementfunktion, n=329	9,7 [32]	20,7 [68]	44,4 [146]	23,4 [77]	1,8 [6]	100 [329]

Chi-Quadrat nach Pearson: 60,7. Kontingenzkoeffizient C: 0,342, Irrtumswahrscheinlichkeit (Signifikanz) p < 0.001.

	Lesehäufigkeit von Fachliteratur					
	täglich (1) [N]	wöchentlich (2) [N]	Monatlich (3) [N]	halbjährlich (4) [N]	seltener (5) [N]	Nie (6) [N]
MTLA **mit** Managementfunktion, n=130	4,6 [6]	40 [52]	40 [52]	7,7 [10]	7,7 [10]	0 [0]
MTLA **ohne** Managementfunktion, n=330	0,3 [1]	15,8 [52]	45,5 [150]	11,8 [39]	26 [86]	0,6 [2]

Chi-Quadrat nach Pearson: 53,6. Kontingenzkoeffizient C: 0,323. Irrtumswahrscheinlichkeit (Signifikanz) p < 0.001.

Tab. 24. Zusammenhang zwischen Verantwortungsbereich der MTLA hinsichtlich der Methodenvalidierung vs. Notwendigkeit der Lektüre bzw. Lesehäufigkeit von Fachliteratur zur Bewältigung der Anforderungen in der beruflichen Praxis (in %).

Methodenvalidierung	Notwendigkeit der Lektüre von Fachliteratur					
	unbedingt (1) [N]	oft (2) [N]	Manchmal (3) [N]	sehr selten (4) [N]	nie (5) [N]	Gesamt [N]
kein / geringer Einfluss (N=323)	10,8 [35]	19,5 [63]	45,8 [148]	22,3 [72]	1,5 [5]	100 [323]
umfassende Mitarbeit (N=65)	24,6 [16]	29,2 [19]	35,4 [23]	9,3 [6]	1,5 [1]	100 [65]
Entscheidungskompetenz (N=70)	30 [21]	34,3 [24]	35,7 [25]	0 [0]	0 [0]	100 [70]

Chi-Quadrat nach Pearson: 46,8. Kontingenzkoeffizient C: 0,305, Irrtumswahrscheinlichkeit (Signifikanz) p < 0.001.

Methodenvalidierung	Lesehäufigkeit von Fachliteratur					
	täglich (1) [N]	wöchentlich (2) [N]	Monatlich (3) [N]	halbjährlich (4) [N]	seltener (5) [N]	Nie (6) [N]
kein / geringer Einfluss (N=325)	0,3 [1]	16 [52]	46,2 [150]	12,3 [40]	24,9 [81]	0,3 [1]
umfassende Mitarbeit (N=65)	3 [2]	27,8 [18]	44,7 [29]	6,0 [4]	17 [11]	1,5 [1]
Entscheidungskompetenz (N=70)	5,7 [4]	48,6 [34]	32,9 [23]	7,1 [5]	5,7 [4]	0 [0]

Chi-Quadrat nach Pearson: 58,4. Kontingenzkoeffizient C: 0,336, Irrtumswahrscheinlichkeit (Signifikanz) p < 0.001.

Wenn der Verantwortungsbereich von der Managementfunktion losgelöst betrachtet wird, kommen ähnliche Ergebnisse zutage. Untersucht wurde die Einschätzung zur Notwendigkeit der Lektüre bzw. die Lesehäufigkeit von Fachliteratur in Abhängigkeit vom Verantwortungsbereich hinsichtlich der umfassenden Beteiligung an bzw. Entscheidungskompetenz bei der Methodenvalidierung sowie der Beratungsleistung durch MTLA bei der Interpretation von Labortests. MTLA, die umfassend an der Methodenvalidierung beteiligt sind oder sogar Entscheidungskompetenz bei der Einführung neuer Methoden haben, benötigen die Lektüre von und lesen signifikant häufiger Fachliteratur als MTLA, die kaum oder gar nicht an der Methodenvalidierung beteiligt sind (vgl. Tab. 24). MTLA, die klinisches Personal bei der Beurteilung von Labortests beraten, benötigen die Lektüre von und lesen ebenfalls signifikant häufiger Fachliteratur [74% benötigen unbedingt/oft die Lektüre bzw. 51% lesen täglich/wöchentlich Fachliteratur] als MTLA, die dies selten oder gar nicht tun [35% benötigen unbedingt/oft die Lektüre bzw. 21% lesen täglich/wöchentlich Fachliteratur] (vgl. Tab. 25 a, b).

Befragt wurden N=462 MTLA nach ihrer Fortbildungsaktivität (Teilnahme an fachlichen und überfachlichen Bildungsveranstaltungen). Auf die Frage nach der durchschnittlichen Häufigkeit der Teilnahme an internen bzw. externen Fortbildungsveranstaltungen gaben 13% der Befragten an, mindestens einmal pro Monat und 16,8% mindestens einmal pro Quartal an einer Fortbildung teilzunehmen, 16,1% mindestens einmal pro Halbjahr, 22,0% mindestens einmal pro Jahr und 32,1% besuchen deutlich seltener (Abstand ≥ 2 Jahre) Fortbildungsveranstaltungen.

Tab. 25a. Zusammenhang zwischen Beratungsleistung der MTLA zur Interpretation von Laborergebnissen vs. Notwendigkeit der Lektüre von Fachliteratur zur Bewältigung der Anforderungen in der beruflichen Praxis (in %).

Absolute Werte gesamt [N = 457]	Notwendigkeit der Lektüre von Fachliteratur					
Beratung der Einsender zur Interpretation von Laborergebnissen	unbedingt (1) [N]	oft (2) [N]	Manchmal (3) [N]	Sehr selten (4) [N]	nie (5) [N]	Gesamt [N]
regelmäßig (1)	55,6 [5]	22,2 [2]	22,2 [2]	0 [0]	0 [0]	100 [9]
häufig (2)	41,2 [14]	32,3 [11]	20,6 [7]	5,9 [2]	0 [0]	100 [34]
manchmal (3)	20,5 [30]	24,7 [36]	41,1 [60]	12,3 [18]	1,4 [2]	100 [146]
In Ausnahmen (4)	10,3 [17]	23,6 [39]	45,5 [75]	18,8 [31]	1,8 [3]	100 [165]
Nie (5)	5,8 [6]	17,5 [18]	49,5 [51]	26,2 [27]	1 [1]	100 [103]

Chi-Quadrat nach Pearson: 56,1. Rangkorrelationskoeffizient Kendall Tau-B: 0,252. Irrtumswahrscheinlichkeit p < 0.001.

Tab. 25b. Zusammenhang zwischen Beratungsleistung der MTLA zur Interpretation von Laborergebnissen vs. Lesehäufigkeit von Fachliteratur zur Bewältigung der Anforderungen in der beruflichen Praxis (in %).

Absolute Werte gesamt [N = 458]	Lesehäufigkeit von Fachliteratur						
Beratung der Einsender zur Interpretation von Laborergebnissen	Täglich (1) [N]	wöchentlich (2) [N]	Monatlich (3) [N]	halbjährlich (4) [N]	seltener (5) [N]	Nie (6) [N]	Gesamt [N]
regelmäßig (1)	0 [0]	66,7 [6]	33,3 [3]	0 [0]	0 [0]	0 [0]	100 [9]
häufig (2)	5,9 [2]	41,2 [14]	41,2 [14]	5,9 [2]	5,9 [2]	0 [0]	100 [34]
manchmal (3)	1,4 [2]	28,6 [42]	45,6 [67]	10,2 [15]	13,6 [20]	0,7 [1]	100 [147]
In Ausnahmen (4)	1,8 [3]	20,6 [34]	40,6 [67]	11,5 [19]	24,8 [41]	0,6 [1]	100 [165]
nie (5)	0 [0]	7,8 [8]	48,5 [50]	12,6 [13]	31,1 [32]	0 [0]	100 [103]

Chi-Quadrat nach Pearson: 51,7. Rangkorrelationskoeffizient Kendall Tau-B: 0,245. Irrtumswahrscheinlichkeit $p < 0.001$.

Untersucht wurde ebenfalls der Zusammenhang zwischen Verantwortungsbereich hinsichtlich Managementfunktion sowie der Methodenvalidierung und der Häufigkeit des Besuchs von Fortbildungsveranstaltungen. MTLA mit Managementfunktion besuchen signifikant häufiger Fortbildungsveranstaltungen [20% mindestens einmal monatlich] als MTLA ohne Managementfunktion [10% mindestens monatlich]. MTLA, die umfassend an der Methodenvalidierung beteiligt sind oder sogar Entscheidungskompetenz bei der Einführung neuer Methoden haben, besuchen signifikant häufiger Fortbildungsveranstaltungen [22% vs. 20% mind. monatlich] als MTLA, die keinen oder nur geringen Einfluss bzw. Beteiligung bei Methodenvalidierung haben [9,5% mind. monatlich] (vgl. Tab. 26).

Tab. 26. Zusammenhang zwischen Verantwortungsbereich der MTLA (Managementfunktion bzw. Methodenvalidierung) vs. Häufigkeit besuchter (über)-fachlicher Fortbildungsveranstaltungen (in %).

Absolute Werte [N]	Besuch (über)-fachlicher Fortbildungsveranstaltungen						
Managementfunktion	mehrmals pro Monat (1) [N]	einmal pro Monat (2) [N]	einmal pro Quartal (2) [N]	einmal pro Halbjahr (3) [N]	einmal pro Jahr (4) [N]	Alle 2 Jahre (5) [N]	seltener (6) [N]
MTLA **mit** Managementfunktion, n=129	2,3 [3]	17,8 [23]	28,7 [37]	21,7 [28]	17,8 [23]	2,3 [3]	9,3 [12]
MTLA **ohne** Managementfunktion, n=319	1,6 [5]	8,5 [27]	12,5 [40]	13,8 [44]	23,5 [75]	8,8 [28]	31,3 [100]

Chi-Quadrat nach Pearson: 49,8. Kontingenzkoeffizient C: 0,316, Irrtumswahrscheinlichkeit (Signifikanz) $p < 0.001$.

Absolute Werte [N]	Besuch (über)-fachlicher Fortbildungsveranstaltungen					
Methodenvalidierung	mehrmals pro Monat (1) [N]	einmal pro Monat (2) [N]	einmal pro Quartal (2) [N]	einmal pro Halbjahr (3) [N]	einmal pro Jahr (4) [N]	Alle 2 Jahre (5) [N]	seltener (6) [N]
kein / geringer Einfluss (N=315)	1 [3]	8,6 [27]	13,3 [42]	13,3 [42]	22,9 [72]	8,9 [28]	32,1 [101]
umfassende Mitarbeit (N=64)	3,1 [2]	18,8 [12]	18,8 [12]	20,3 [13]	29,7 [19]	4,7 [3]	4,7 [3]
Entscheidungskompetenz (N=69)	4,3 [3]	16 [11]	33,3 [23]	24,6 [17]	10,1 [7]	0 [0]	11,6 [8]

Chi-Quadrat nach Pearson: 64,7. Kontingenzkoeffizient C: 0,355, Irrtumswahrscheinlichkeit (Signifikanz) $p < 0.001$.

4.6.6 Qualifikationsentwicklungen im Handlungsfeld der biomedizinischen Analytik

Die Befragten sollten die ihrer Meinung nach wichtigsten Veränderungen bzw. Entwicklungen, die in ihrem Tätigkeitsfeld künftig bedeutsam sein werden, benennen. Dazu wurden 26 vorformulierte Items verwendet, die Befragten sollten maximal 5 Entwicklungen determinieren. Die wesentlichen Ergebnisse des Rankings sind in Tabelle 27 dargestellt. Die wichtigsten Veränderungen werden von den Berufsangehörigen in einer zunehmenden Automatisierung sowie komplexerer Analyse- und Diagnosesysteme, der weiter wachsenden Bedeutung des Qualitätsmanagements einschl. Akkreditierung/ Zertifizierung sowie in der verstärkten Durchdringung der Arbeitsprozesse mittels Informationstechnologie gesehen. Darüber hinaus werden für die Zukunft verstärkt POCT-Technologien in der Routinediagnostik erwartet sowie eine Zunahme des erforderlichen Fachwissens aufgrund der beschriebenen Entwicklungen im Handlungsfeld der biomedizinischen Analytik.

Tab. 27: Befragungsergebnisse zur Einschätzung der Entwicklungen bzw. Veränderungen im Tätigkeitsfeld der MTLA.

Künftige Entwicklungen im Handlungsfeld Biomedizinische Analytik (Zustimmung zur Aussage, Mehrfachantworten waren möglich, Befragte N=462)	Antworten (N)	Anteil an Befragten
Zunehmende Bedeutung von Qualitätsmanagement	257	**57,1%**
Zunahme der Automatisierung im Labor	234	**52,0%**
Akkreditierung/Zertifizierung von Laboratorien	202	**44,9%**
Zunehmende Einführung neuer komplexerer Analyse- und Diagnosesysteme	199	**44,2%**
Verstärkte Durchdringung von EDV/ IT	164	**36,4%**
Zunehmende Bedeutung von POCT	113	**25,1%**
Zunahme erforderlichen Fachwissens, umfassenderes technisches und methodisches Verständnis	104	**23,1%**
mehr Dokumentation und Administration	85	**18,9%**
Hoher Spezialisierungsgrad der MTLA	82	**18,2%**
Zunehmende Bedeutung betriebswirtschaftlicher Kenntnisse	78	**17,3%**
Zunehmende Bedeutung überfachlicher Qualifikationsbereiche (Teamarbeit/ Multiprofessionelle Zusammenarbeit, Kommunikation, Konfliktbewältigung, Kreativitätstechniken u.a.)	72	**16,0%**
Substitution der MTLA durch minder qualifiziertes Personal (z.B. Hilfskräfte, MFA)	67	**14,9%**

4.7 Ergebnisse der qualitativen Untersuchung

4.7.1 Einschätzungen zum Kompetenzprofil der MTLA in der biomedizinischen Analytik

Die interviewten MTLA (E) und technischen (T) Laborleitungen wurden gebeten, Kompetenzbereiche ihrer beruflichen Tätigkeit zu beschreiben, die sie fachlich als sehr anspruchsvoll einschätzen sowie zu erläutern, was ihre Kompetenz auszeichnet und welche Qualifikation für die fachgerechte Handlung erforderlich ist. Aus den Interviews der MTLA, die in der biomedizinischen Labordiagnostik tätig sind, konnten Handlungsstränge herauskristallisiert werden, die eine besonders anspruchsvolle Handlung aus Sicht der MTLA darstellen und besondere Kompetenz erfordern. Beschrieben wurden Handlungen in der immunhämatologischen Diagnostik und Transfusionsmedizin, die nicht nur ein hohes Maß an Fachwissen erfordern, sondern auch die sorgfältigste Erledigung der Aufgaben unter zum Teil großen Zeitdruck erforderlich machen. Insbesondere die Identifikation und Differenzierung irregulärer Antikörper und HLA-Typisierung stellen demnach eine sehr verantwortungsvolle Aufgabe dar, da nicht nur die Untersuchung selbst eigenständig erledigt werden muss, sondern der Kliniker aufgrund der Laborergebnisse z.B. auch Rückfragen zur Blutkonservenverabreichung (Hämotherapie) bzw. Verträglichkeit stellt, die die MTLA aufgrund ihres Fachwissens und ihrer Erfahrung beantworten muss. Des Weiteren wurde die mikrobiologische Diagnostik, d.h. insbesondere die Erregeridentifikation und -differenzierung einschl. der Chemotherapeutika-Empfindlichkeitstestung sowie die Infektionsserologie als anspruchsvolle Handlung beschrieben, da die MTLA aufgrund ihres

Fachwissens und ihrer Erfahrung die diagnostisch relevanten Keime selektieren und weitergehenden Analysen unterziehen muss. Hier wurde sogar mehrfach angegeben, dass die MTLA aufgrund der im Labor erfolgten Antibiotika-Empfindlichkeitstestung in *„Standardfällen im Sinne der Laborerfahrung"* dem nachfragenden Arzt Hinweise auf das geeignete Antibiotikum geben, obwohl die MTLA-Ausbildung nicht die erforderlichen Kompetenzen zur Pharmakologie/ Pharmakodynamik vermittelt. Auch die Differenzierung von Blutbild- und Knochenmarkpräparaten wurde als besonders schwierig hervorgehoben, da die MTLA sowohl die Morphologie normaler wie stark pathologischer Zellen im Präparat erkennen und das Ganze auch noch im Kontext der diagnostischen Fragestellung des Klinikers betrachten muss. Darüber hinaus muss die MTLA gerade in Nacht- oder Bereitschaftsdiensten das gesamte Spektrum der Labordiagnostik beherrschen, was als anspruchsvoll eingeschätzt wird. So müssen z.B. bei der Verdachtsdiagnose akute Malaria im Blutausstrich Plasmodieninklusionen erkannt werden oder Meningokokken im Liquor beim Verdacht auf Meningitis, da der Feststellung eine unmittelbare therapeutische Konsequenz folgt, auch wenn die MTLA gar nicht schwerpunktmäßig mikrobiologisch tätig ist. Gleiches gilt für immunhämatologische Untersuchungen. Zusammenfassend wurde deutlich, dass insbesondere für die Spezialanalytik wie z.B. spezielle Gerinnungsdiagnostik, die Liquor-, Protein- oder Immundiagnostik grundsätzlich der MTLA eine besondere Verantwortung und Kompetenz zugeschrieben wurde, da umfassendes Fachwissen und einschlägige Erfahrung nötig sei, um die Plausibilität der Ergebnisse beurteilen zu können.

Die Validation der Untersuchungsergebnisse wird als weiterer anspruchsvoller Tätigkeitsbereich genannt, d.h.

„dass wir erst mal, wenn wir das Ergebnis im Computer sehen, gucken, kann denn das überhaupt so zusammen stimmen" (Interviewee E1).

Interviewee E5: *„Bei uns ist es halt wirklich so, dass ich die Tests auswerte und halt erst mal selber entscheide, was ich noch mache, was ich anschließe, ob ich wiederhole. Und dann erst, wenn ich meine, dass ich den schon letztendlichen Befund habe, das an den Arzt weiterreiche".*

Hierbei geht es darum, zu prüfen, ob die Ergebnisse überhaupt plausibel sind, d.h. ob es eine Korrelation zu den vorliegenden Vorwerten (Deltacheck) gibt, ob die Konstellation der Messgrößen zueinander stimmig sind und ob die Ergebnisse überhaupt zum klinischen Verlauf bzw. zur diagnostischen Fragestellung passen. Dies beinhaltet auch die Überprüfung, ob die Geräte und Reagenzien richtig funktionieren, d.h. ob die Qualitätskontrollen in Ordnung sind, sowie die Beurteilung auf Brauchbarkeit des jeweiligen Probenmaterials (Erkennung von Störgrößen).

Interviewee E12: *„Ja, wir müssen dann auch die Befunde interpretieren und selber entscheiden, also müssen halt auch selber rausgeben alles und halt auch selbst entscheiden".*

Die Präanalytik wird als weiterer anspruchsvoller Bereich definiert. Dabei kommt der MTLA die Aufgabe zu, den Einsendern zu erläuten, welche Untersuchungsmaterialien benötigt werden, wann und wie das Material gewonnen und wie die Proben zum Labor gelangen müssen, um valide Laborergebnisse erzielen zu können. Des

Weiteren gehören auch die Unterweisung des Pflegepersonals zu präanalytischen Fragen sowie die Qualitätssicherung und deren Umgang mit den Point-of-Care-Testsystemen (Geräteschulungen) zum Handlungsbereich. Die interviewten MTLA gaben an, auch in Beratungsprozesse eingebunden zu sein. So ist es wohl keine Seltenheit, dass Kliniker insbesondere junge (unerfahrene) Ärztinnen und Ärzte Fragen zu den Laborergebnissen haben, d.h. es müssen Einschätzungen zur Aussagekraft der Ergebnisse, Nachfragen zu Hinweisen auf weiterführende Laboruntersuchungen beantwortet bzw. überhaupt gegeben (z.B. Stufendiagnostik) werden und z.T. im Gespräch mit dem nachfragenden Arzt Befundinterpretationen erfolgen.

Die interviewten MTLA gaben als erforderliche Qualifikation für ihre Handlungskompetenz die Notwendigkeit einer abgeschlossenen MTLA-Ausbildung, eine ausführliche Einarbeitung durch Kolleginnen am Arbeitsplatz sowie Berufserfahrung und regelmäßige Fort- und Weiterbildung an.

Aus den Interviews der technischen Laborleitungen wurde neben den fachlichen Aspekten deutlich, dass vor allem das Qualitätsmanagement, das POCD-Management, die IT-Administration, die Mitarbeiterführung und interdisziplinäre Zusammenarbeit insbesondere mit den Stationen, den Chefärzten, der Verwaltung als sehr anspruchsvolle Aufgabenbereiche eingeschätzt werden.

Interviewee T2: *„Der Verantwortungsbereich ist sehr stark gestiegen. Auf jeden Fall."*

Die interviewten technischen Laborleitungen geben an, dass die Bewältigung der Aufgaben einer technischen Laborleitung ohne eine fundierte kaufmännische Bildung (administrative Personalangelegenheiten, Beschaffungsmanagement, Wirtschaftlichkeitsbetrachtungen/ Controlling, strategische Laborplanung, Labororganisation, Leistungsabrechnung) sowie ohne eine hohe kommunikative Kompetenz zur Mitarbeiterführung, Personal- und Organisationsentwicklung, zu Vertragsverhandlungen und Repräsentation nicht mehr zu bewältigen sei.

4.7.2 Zuständigkeiten und Verantwortlichkeiten in den Laborleistungsprozessen

Neben den examinierten (E) MTLA wurden auch technische (T) und akademische (A) Laborleitungen interviewt, um Einschätzungen zu den Verantwortlichkeiten und Zuständigkeiten im Laborleistungsprozess zu erhalten.

Offenkundig wurde, dass der Begriff der Validation in der Praxis unterschiedlich konnotiert wird. So wurde übereinstimmend geäußert, dass MTLA selbständig Laborergebnisse technisch validieren, eine medizinische Validation aber aufgrund der Personalsituation nur sehr gelegentlich oder gar nicht erfolgt. Von Interesse war, herauszufinden, was die technische von der medizinischen Validation nach Auffassung der akademischen Laborleiter unterscheidet. Dabei wurde deutlich, dass MTLA die technische Validation unter Bezugnahme auf Qualitätskontrolle, Vorwerte (Deltacheck), die Konstellationskontrolle sowie nach Prüfung auf Brauchbarkeit des Untersuchungs- bzw. Probenmaterials durchführen. Dabei erfolgt die technische Validation nach den Laborrichtlinien des Qualitätsmanagements und die Freigabe des Ergebnisses erfolgt regelmäßig unter Angabe des Messwertes, des Referenzbereiches einschl. einer Abweichung sowie bei bestimmten Messgrößen einer Kommentierung, die durch die Laborleitung als Textbausteine vorgegeben wurden. Eine medizinische Validation könne nur dann sinnvoll erfolgen, wenn dem Laborarzt, die für eine ärztliche Einschätzung erforderlichen Angaben (z.B. Krankheitsbild, anamnestische Daten) durch die Kliniker mitgeteilt würden, was leider in der Regel nicht passiert. Unter medizinischer Validation verstehe ich,

> *„dass man einfach den medizinischen Hintergrund, soweit man den weiß, der wird häufig vorenthalten, mit einbezieht, Vorwerte, dann die Langzeitwerte, dann die Konstellationen der Werte insgesamt, ob sie zusammenpassen"* (Interviewee A3).

Darüber hinaus arbeiten die Labore im Dreischichtbetrieb, die eine medizinische Validation eines jeden Laborergebnisses schon aus organisatorischen Gründen (24-h-Anwesenheit eines Laborarztes) ausschließt.

Interviewee A3: *„Also die technische Validation machen die MTA und die medizinische Validation, sage ich mal, die wird, muss ich auch sagen, aus Zeitgründen nicht für alle Parameter im gleichen Umfang durchgeführt. Also ich mache z.B. die Validation bei der Hepatitisserologie, bei den immunologischen Sachen. Bei den Blutbildern ist es so, da habe ich eine MTA, die die medizinische Validation beherrscht, dann macht das die MTA."*

Die Zuständigkeit der MTLA besteht in der fachgerechten Durchführung und Auswertung der laboranalytischen Leistung einschl. der Validierung der Ergebnisse, die an den Einsender zur weiteren diagnostischen bzw. therapeutischen Entscheidung weitergeleitet werden.

Interviewee A8: *„Die Interpretation von Laborwerten obliegt dem Arzt"* (Anm. d. Autors: gemeint ist der anfordernde Kliniker auf Station).

Die interviewten MTLA sehen die Abgrenzung zwischen ihrer eigenen Expertise und der ärztlichen Expertise in der Beurteilung der Laborergebnisse unter Bezugnahme des klinischen Kontextes für den einzelnen Patienten.

Interviewee E1: *„Also wir sind verantwortlich dafür, dass wir präzise Analysenwerte liefern und die Ärzte sind dann halt letztendlich dafür verantwortlich, zu gucken, welche klinische Diagnose hat der Patient und wie sind die Werte im Gesamtzusammenhang für den Patienten zu sehen"*.

Darüber hinaus sehen die MTLA die Abgrenzung ihrer eigenen Expertise zur akademischen Laborfachperson (klinischer Chemiker, Laborarzt) einerseits in der Gesamtverantwortung für das Laboratorium, d.h. hier sind im Wesentlichen Führungsaufgaben wie in der betriebswirtschaftlichen Steuerung des Labors sowie die Kommunikation nach Außen z.B. mit den Chefärzten oder der Verwaltung gemeint. Andererseits richten sie auch ihre Fragen hinsichtlich der Beurteilung der Laborergebnisse bei schwierigen bzw. komplizierten Fällen an die akademische Laborfachperson, die dann z.B. für die weitere Kommunikation mit dem anfordernden Kliniker verantwortlich ist. Die interviewten akademischen Laborleitungen bestätigen die Sichtweise der MTLA, d.h. sie sehen sich ebenfalls in erster Linie als Gesamtverantwortliche des Laboratoriums. Die MTLA ist für alle Regelfälle hinsichtlich präanalytischer Anfragen seitens der Einsender, aber auch bei Rückfragen zu den Befunden die erste Ansprechstelle, die die notwendigen Auskünfte erteilt. So müssen die

MTLA sowohl Fragen zur Vorbereitung des Patienten als auch des erforderlichen Untersuchungsmaterials für die angeforderte Untersuchung beantworten einschl. Schulungen bzw. Unterweisungen durchführen und selbständig Informationsrundschreiben erstellen. Auch Nachfragen der Kliniker oder des Pflegepersonals zu den Laborergebnissen sind von MTLA, häufig auch nur von den technischen Laborleitungen, Stellvertretungen oder Fachbereichsverantwortliche, zu beantworten. Für eine differenzierte Laboranalytik gerade bei Patienten mit sehr schwierigen klinischen Verläufen bzw. sehr komplexen Krankheitsbildern ist nach Auffassung der interviewten MTLA eine ärztliche Expertise im Laboratorium sinnvoll, damit den Klinikern kompetent Hilfestellung bei Nachfragen gegeben werden kann. Die interviewten MTLA sehen sich in solchen Situationen fachlich überfordert, da ihnen das klinische Wissen fehlt. In derartigen Fällen würden die befragten MTLA gerne auf die Expertise eines anderen Fachkundigen verweisen (z.B. Laborarzt). Allerdings gab es interviewte technische Laborleitungen, die ohne einen Laborarzt oder klinischen Chemiker das Laboratorium verantwortlich leiten. Auch ein Teil der interviewten MTLA (E) berichtete, dass ihr Labor ausschließlich von einer MTLA als technische Laborleitung ohne ärztliche Präsenz geführt wird. Die interviewten technischen Laborleitungen nehmen in diesen Fällen die Aufgaben wahr, die ansonsten von den akademischen Laborleitungen verantwortet werden. Dies führte zu folgenden interessanten Aussagen:

> Interviewee L11: *„Ich muss ehrlich sagen, für unsere Arbeit wüsste ich nicht, wozu wir ihn brauchen würden"* (Anm. d. Verf.: gemeint ist der internistische Chefarzt).

Die interviewten akademischen Laborfachpersonen sind demnach für die Einführung neuer Laborverfahren, Messgrößen und die Methodenvalidierung verantwortlich. Zwar machen MTLA Vorschläge für neue Methoden bzw. Analyte, sind in den Entscheidungsprozess und bei der technischen Etablierung der Methode involviert, d.h. sie testen das Protokoll aus und adaptieren es an das Laborsystem, aber die letztendliche Entscheidung über die Einführung trifft der akademische Laborleiter.

Interviewee E3: *„Also wie gesagt, die Ärzte haben halt das letzte Wort, da ist der Hauptgrund das Finanzielle".*

Anders bei den technischen Laborleitungen, die keine akademische Laborfachperson (Laborarzt, klinischer Chemiker) in der Abteilung verfügbar haben.

Interviewee T5: *„Und da habe ich die Aufgabe, die Methode zu validieren."*

Diese MTLA müssen auch die Entscheidung über die Auswahl und Etablierung der neuen Methode treffen.

4.7.3 Einschätzungen zur MTLA-Ausbildung

Aus den Interviews der examinierten MTLA, die bereits die 3-jährige Ausbildung absolvierten, wurde deutlich, dass die Ausbildung per se als gut beurteilt wurde. Alle 12 Interviewten kommen zu der Einschätzung, dass einerseits die theoretische Fundierung („Hintergrundwissen") in den einzelnen Hauptfächern als gut befunden wurde und die Absolventen sehr gut auf die so genannten *„manuellen Techniken"* vorbereitet wurden, die dann in der beruflichen Praxis unproblematisch übertragen werden konnten. Darüber hinaus wurde bemerkt, dass die Ausbildung insbesondere gute Basiskompetenzen vermittle, d.h. die Interviewten führen aus, dass „*die Ausbildung schon sehr gut darauf vorbereitet auch Prioritäten zu setzen*" und in die Lage versetzt, „*verschachtelt zu arbeiten*" womit eine erhebliche Selbstkompetenz zum Zeitmanagement erworben wurde.

Als Hauptkritikpunkte wurde seitens der interviewten MTLA mangelndes Verständnis über die Methoden des Qualitätsmanagements, unzureichende Vermittlung spezifischer Kenntnisse zur Labor-EDV sowie von molekularbiologischem Wissen, das auch für spezielle diagnostische Fragestellungen wie HLA-Typisierung erforderlich ist, angegeben. Weiterhin wurde geäußert, dass die Ausbildung sich zu sehr auf manuelle Methoden konzentriere und die moderne Laborautomation (wie Laborvollautomaten, Durchflusszytometrie, PCR-Analyzer) z. T. gar nicht im Unterricht besprochen wurden, wodurch der Transfer des Ausbildungswissens in die spätere berufliche Praxis als unzureichend eingeschätzt wird. Sowohl von den interviewten 3-jährig ausgebildeten MTLA als auch von den akademischen (A) und technischen (T) Laborleitungen wurde angemerkt, dass die jetzige Struktur der dreijährigen Ausbildung im Vergleich zur zweijährigen MTLA-Ausbildung deutlich verbessert ist und insbesondere die Integration des praktischen Ausbildungsanteils für notwendig erachtet und begrüßt wird. Dennoch weisen die Laborleitungen darauf hin, dass trotz der Verbesserung der Ausbildungsstruktur, der praktische Ausbildungsanteil mehr Zeit in Anspruch nehmen sollte und damit zukünftig „noch mehr klinische Momente" integriert sowie Raum für modernere Verfahren bereitgestellt werden. Kritisch bemerkt wurde von einigen technischen Laborleitungen, dass zwar die praktische Ausbildung in den klinischen

Einrichtungen ein wichtiger Bestandteil der MTLA-Ausbildung ist, jedoch aufgrund der zunehmenden Belastungen am Arbeitsplatz die kompetente Anleitung und Betreuung der Schüler/-innen zunehmend gefährdet ist. Darüber hinaus haben zwei interviewte Laborleitungen auf z. T. mangelnde Qualifikationen des Lehrpersonals hingewiesen.

Interviewee A4: *„Ich glaube, dass die Lehrkräfte an den MTA-Schulen häufig nicht so ganz auf dem letzten Stand sind."*

Interviewee T7: *„Außerdem sollten, denke ich, auch wirklich an den Schulen gut ausgebildete Lehrkräfte sein und nicht jemand, der mal in irgendeinem Labor gearbeitet hat und sagt: Ach ja, das könnte ich auch machen, da fehlt jetzt gerade eine Lehr-MTA."*

Die technischen Laborleitungen, die direkten Bezug zur MTLA-Ausbildung haben, weisen darauf hin, dass die Ausbildung neben der fachlichen Fundierung mehr Wissen zum Qualitätsmanagement, zur spezifischen Labor-EDV einschließlich Validation der Laborergebnisse, zur Gerätetechnologie/Automatisierung sowie molekularbiologischer Verfahren die zukünftig mehr Bedeutung in der biomedizinischen Diagnostik haben werden, vermittelt. Darüber hinaus muss in der Ausbildung mehr betriebswirtschaftliches Wissen vermittelt werden.

4.7.4 Einschätzungen zukünftiger Entwicklungen und Anforderungen an den MTLA-Beruf

Hinsichtlich des zukünftigen Bedarfs an MTLA haben alle befragten akademischen und technischen Laborleitungen einen kontinuierlichen Rückgang prognostiziert, der einerseits auf die zunehmende

Automation der Labormethoden und Verfahren und andererseits auf die zunehmende Zentralisierung von Laborleistungen (Anbieterzentralisierung, Outsourcing) zurückgeführt wird, wodurch insgesamt weniger Laborpersonal benötigt wird.

Die interviewten Laborleitungen stellen heraus, dass die Komplexität der zu erbringenden Arbeitsleistung aufgrund der zunehmenden Technisierung der Leistungsprozesse sowie der veränderten Qualitätsanforderungen zukünftig steigen wird. So ist profundes Wissen im Qualitätsmanagement mindestens so wichtig, wie der kompetente Umgang mit der laborspezifischen Informationstechnologie. Aber auch die Dezentralisierung der Laborleistungen, d.h. die Einführung patientennaher Sofortdiagnostik (POCT) führt zu einer Veränderung der beruflichen Anforderungen, die künftig auch deutlich mehr Gewicht erhalten wird.

Darüber hinaus wird von den Interviewten angemerkt, dass sich aufgrund der Arbeitsverdichtung, der EDV-gestützten Automation und Validation eine Spezialisierung der MTLA im Routinelabor der Regel- oder Zentralversorgung, wie es früher häufig der Fall war, nicht mehr verträgt, da die MTLA künftig eher „Allrounder" sein müssen, d.h. sie müssen über ihr Spezialgebiet hinaus denken können. So muss die MTLA quasi die gesamte Palette der Laboruntersuchungen überblicken und die Ergebnisse zusammenhängend validieren können.

Interviewee A3: *„ Also ich denke die Zahl an MTA, die gebraucht wird, wird weniger werden, aber das, was von den MTA verlangt wird, wird vielseitiger und schwieriger werden."*

Interviewee T10: *„Ich sage mal, durch diese höhere Technik werden immer weniger MTA gebraucht, die dann aber höher qualifiziert sein müssen und eine höhere Flexibilität aufbringen müssen, (…) die müssen einfach fitter sein."*

Andererseits wird prognostiziert, dass die Zukunft der MTLA eine Spezialisierung verlangt, d.h. in der Erledigung von Spezialuntersuchungen die ein besonders hohes Maß an Wissen voraussetzen. Insofern wird die Veränderung der Arbeitsprozesse es erforderlich machen, dass eine gewisse Hierarchisierung des Laborpersonals künftig mehr Gewicht bekommen wird, als es bislang der Fall ist und womit sich auch das Berufsbild der MTLA hinsichtlich der Zuständigkeiten und Verantwortlichkeiten im labordiagnostischen Leistungsprozess verändern wird.

Interviewee T2: *„Ich denke, dass nieder qualifizierte Leute eingestellt werden, die nur noch an den Straßen am Fließband stehen. (…) und dass es nur noch wenige MTA geben wird, die die anderen zu bewachen haben."*

Interviewee T6: *„Man braucht halt gute Leute, die irgendwie so ein Labor leiten (…) und letztlich braucht man dann (…) nicht mehr so gut ausgebildete Leute, die irgendwelche Geräte bedienen oder irgendwelche Zuarbeiten machen."*

Interviewee A2: *„Also ich denke, dass die MTA einfach noch mehr Verantwortung übernehmen muss. Das ist nicht einfach so eine Messdame, die da vor dem Automaten steht die ganze Zeit, sondern sie muss einfach mehr Aufgaben übertragen bekommen, Verantwortung."*

Interviewee A3: *„weil es wird keine einfachen MTA mehr geben, Klappe auf, Klappe zu. Die meisten MTA werden vielleicht Hilfskräfte, Arzthelferinnen beaufsichtigen und werden selber irgendwo eine vorgesetzte Position innehaben."*

Im Bereich der laborspezifischen Informationstechnologie besteht die Problematik in der Kommunikation zwischen den einzelnen beteiligten Schnittstellen (Labor, Medizintechnik, IT-Abteilung, Stationen und Verwaltung). Die Aufgaben von MTLA werden zunehmend anspruchsvoller werden, denn es werden Experten gebraucht, die in der Lage sind, die EDV-technischen Belange, d.h. die laborspezifischen Schnittstellen und die Stammdatenpflege zu überblicken und Probleme vor Ort schnell zu lösen. Es müssen EDV-Lösungen (Validationssoftware, Labor-EDV) weiterentwickelt werden, die es ermöglichen, die biomedizinische Validation so durchzuführen, dass der tatsächlich klinisch verdächtige Prozentsatz, der wirklich das Augenmerk verdient, herausgefiltert werden kann, um eine hohe Versorgungsqualität überhaupt zu gewährleisten oder gar zu verbessern.

Wenn die MTLA künftig mehr Verantwortung übernehmen wollen, benötigen sie jedoch ein tieferes Hintergrundwissen, eine wissenschaftliche Fundierung, die Fähigkeit zur logischen Fehleranalyse und statistisches Methodenwissen, das sie in die Lage versetzt z.B. Labormethoden bzw. -verfahren zu evaluieren oder mit dem Kliniker kompetent zu diskutieren. Darüber hinaus werden künftig auch verstärkt soziale Kompetenzen (z.B. Kommunikationsfähigkeit für interdisziplinäre Besprechungen, Repräsentation nach Außen, Beratung der Kunden; ethische und interkulturelle Aspekte im Umgang mit Patienten) und mehr kaufmännisches Wissen zur betriebswirtschaftlichen Führung eines Labors sowie Führungskompetenzen (Personalführung) verlangt und erwartet.

Infolge der Veränderungen der Anforderungen wird seitens der interviewten Laborleitungen die Notwendigkeit gesehen, eine gestufte Ausbildung einzuführen, die dem jeweiligen Aufgaben- und Kompetenzspektrum angemessen ist. Sie könnte differenziert werden zwischen Hilfspersonal (Basisqualifikation), Fachpersonal (Fach- oder Spezialqualifikation) und Leitungspersonal (erweiterte Fach- und Führungsqualifikation), die jeweils eine unterschiedliche Qualifikationstiefe erfahren und einen spezifischen Kompetenzbereich ausfüllen.

4.8 Überprüfung der Hypothesen

Hypothese 1: Die Durchführung von Beratungen des klinischen Personals zu präanalytischen Maßnahmen sowie der Auswahl geeigneter Labortests durch MTLA ist unabhängig vom Verantwortungsbereich der MTLA im Laboratorium.

Mit der Beantwortung und Auswertung der zu dieser Hypothese zugehörigen Fragen bzw. Aussagen soll aufgezeigt werden, ob MTLA unabhängig von ihrem Verantwortungsbereich (Managementfunktion) Beratungsleistungen zu Nachfragen seitens des klinischen Personals zur Präanalytik von Laboruntersuchungen oder Auswahl geeigneter Labortests erbringen. Beratungsleistungen zur Präanalytik sind besonders anspruchsvoll, da Fehler in der Vorbereitung der Laboruntersuchung (z.B. falsche Entnahmesysteme, patientenbedingte Einflüsse z.B. Diät, suboptimale Transportbedingungen der Probe) unmittelbare Konsequenzen auf die Güte des Laborergebnisses haben (vgl. Kap. 3.1). Die Einsender müssen dabei alle erforderlichen präanalytischen Maßgaben beachten, denn eine optimale Präanalytik ist die Voraussetzung, um valide Laborergebnisse erzielen zu können. Auch die Beratung der Einsender bei der Auswahl geeigneter Labortests ist eine komplexe Aufgabe, da die MTLA die Empfehlung für geeignete Labortests vor dem Hintergrund der diagnostischen Fragestellung des Klinikers geben muss.

Es ist erfragt und ausgewertet worden,
- ob MTLA Beratungsleistungen zur Präanalytik bzw. zur Auswahl geeigneter Labortests erbringen,
- ob sich MTLA zur Erbringung von Beratungsleistungen in der Lage sehen,
- ob MTLA die angeforderten Labortests hinsichtlich der Plausibilität prüfen,
- ob sich MTLA zur Plausibilitätsprüfung von angeforderten Labortests in der Lage sehen,
- ob der Verantwortungsbereich der MTLA Einfluss auf die Erbringung von Beratungsleistungen durch sie hat.

Als Kurzzusammenfassung können folgende Ergebnisse formuliert werden:

1. Etwa ein Drittel der MTLA beraten regelmäßig bis oft die Einsender hinsichtlich zu beachtender präanalytischer Maßnahmen, etwa die Hälfte berät manchmal die Einsender in derartigen Fragen.
2. Etwa 60% der Befragten schätzen sich selbst als kompetent ein, Beratungen zur Präanalytik durchzuführen.
3. MTLA mit Managementfunktion beraten signifikant häufiger Einsender zu präanalytischen Maßnahmen [55% beraten regelmä-

ßig/häufig] sowie zur Auswahl geeigneter Labortests [16% beraten regelmäßig/häufig] als MTLA ohne Managementfunktion [29% bzw. 7% beraten regelmäßig/häufig]. Demnach hat der Verantwortungsbereich der MTLA Einfluss auf die Beratungsaktivität. Durch dieses Ergebnis kann die Hypothese falsifiziert werden.

Die Ergebnisse können als übereinstimmend mit den Ergebnissen der Experteninterviews gesehen werden.

Die Hypothese 1 wird mit den vorliegenden Auswertungen falsifiziert.

Hypothese 2: Die Durchführung der technischen und biomedizinischen Validation von Laborergebnissen durch MTLA ist unabhängig vom Personalstrukturmuster der Laborleitung im Laboratorium.

Mit der Beantwortung und Auswertung der zu dieser Hypothese zugehörigen Fragen bzw. Aussagen soll aufgezeigt werden, dass MTLA die technische und biomedizinische Validation von Laborergebnissen unabhängig von der Personalstruktur (Qualifikation) der Laborleitung durchführen. Nachdem die MTLA die Laboranalyse durchgeführt hat, wird das Laborergebnis technisch validiert. Dabei wird das Ergebnis des Labortests unter methodischen Aspekten beurteilt, d.h. es wird geprüft und bewertet, ob die Analyse technisch einwandfrei erfolgte. Anschließend wird durch eine Plausibilitätsprüfung das Analysenergebnis für einen bestimmten Patienten unter Bezugnahme allgemeiner biologischer Daten großer Kohorten beurteilt (vgl. Kap. 3.1.2). Diese sog. biomedizinische Validation der Laborergebnisse erfolgt vor dem Hintergrund des individuellen Patienten nach biologischen Kriterien. Die Begriffe der technischen und biomedizinischen Validation sind bisher nirgends legal definiert, daher gibt es in der Praxis Begriffs- und Verständniswirrwarr. Nach Auffassung der Ärzte ist die biomedizinische Validation eine ärztlich vorbehaltene Aufgabe.

Es ist erfragt und ausgewertet worden,
- wie die Befragten den Begriff der Validation von Laborergebnissen in der Praxis definieren,
- ob MTLA die technische Validation durchführen einschl. der Prüfung der Untersuchungsmaterialien auf Auffälligkeiten und mögliche Störgrößen,
- in welchem Umfang MTLA Maßnahmen der internen und externen Qualitätssicherung durchführen,
- ob MTLA die Laborergebnisse biomedizinisch validieren,
- ob sich MTLA zur Validation von Laborergebnissen kompetent einschätzen,
- ob die Qualifikation der Laborleitung Einfluss auf die Durchführung der biomedizinischen Validation hat.

Als Kurzzusammenfassung können folgende Ergebnisse formuliert werden:

1. In der Praxis erfolgt die technische Validierung der Laborergebnisse unter Bezugnahme auf die Qualitätskontrolle, die Vorwerte (Deltacheck) sowie der Prüfung auf Brauchbarkeit des Untersuchungs- bzw. Probenmaterials. Die biomedizinische Validierung erfolgt unter Bezugnahme auf den medizinischen Hintergrund, den Vorwerten, den Langzeitwerten sowie die Konstellationen der Werte insgesamt zueinander. Die biomedizinische Validation umfasst nicht die Interpretation der Labortestergebnisse im Kontext des individuellen Patienten (= ärztliche Validierung).

2. MTLA sind bei Maßnahmen der internen und externen Qualitätssicherung beteiligt.
3. Etwa 98% der MTLA führen regelmäßig die technische Validierung der Laborergebnisse durch und schätzen sich als kompetent für diese Aufgabe ein.
4. Etwa 62% der Befragten führen regelmäßig die biomedizinische Validierung der Laborergebnisse durch, allerdings schätzen sich auch nur 67% der Befragten als kompetent ein, diese Aufgabe wahrzunehmen.
5. MTLA, die einem internistischen Chefarzt unterstellt sind, führen signifikant häufiger [zu 74%] die biomedizinische Validierung durch, als MTLA, die einem Laborarzt [zu 46%] oder Fachnaturwissenschaftler [zu 57%] unterstellt sind. Das Personalstrukturmuster (Qualifikationsmuster) der akademischen Laborleitung hat Einfluss auf die Durchführung der biomedizinischen Validierung von Laborergebnissen durch MTLA.

Die Hypothese 2 wird mit den vorliegenden Auswertungen falsifiziert.

Hypothese 3: Die Beteiligung an der Validierung von Untersuchungsmethoden in der Labordiagnostik durch MTLA ist unabhängig vom Verantwortungsbereich der MTLA im Laboratorium.

Mit der Beantwortung und Auswertung der zu dieser Hypothese zugehörigen Fragen bzw. Aussagen soll aufgezeigt werden, ob MTLA unabhängig von ihrem Verantwortungsbereich (Managementfunktion) an der Validierung neuer Untersuchungsmethoden bzw. der Einführung neuer Analyte in der Labordiagnostik beteiligt sind. Die in der Labordiagnostik verwendeten Untersuchungsmethoden sollen dem Stand der Wissenschaft entsprechen, d.h. den Kriterien einer Evidence-basierten Diagnostik genügen (vgl. Kap. 3.1.1). Aufgrund des medizinisch-technischen Fortschritts werden permanent neue Untersuchungsverfahren und neue Messgrößen für die Labordiagnostik auf den Markt gebracht, die folglich in die Laborpraxis Einzug halten sollen. Bevor die neue Methode in der eigenen Praxis angewendet werden kann, muss diese zunächst nach bestimmten wissenschaftlichen Kriterien (z.B. RiliBÄK der Bundesärztekammer 2008; DIN EN ISO 15189:2007 des Deutschen Instituts für Normung 2003) im Labor etabliert und validiert werden. Von Interesse ist daher, in welchem Maß (umfassende Durchführung der Methodenvalidierung bzw. Entscheidungskompetenz) die MTLA an der Etablierung bzw. Validierung neuer Methoden beteiligt sind.

Es ist erfragt und ausgewertet worden,
- ob MTLA bei der Etablierung neuer Methoden bzw. Analyte involviert sind,
- ob MTLA in den Entscheidungsprozess bei der Einführung neuer Methoden bzw. Analyte involviert sind,
- ob der Verantwortungsbereich der MTLA Einfluss auf die Entscheidungskompetenz hinsichtlich der Validierung neuer Methoden und Verfahren hat.

Als Kurzzusammenfassung können folgende Ergebnisse formuliert werden:
1. Die Hälfte der MTLA hat keinen Einfluss auf das Auswahlverfahren neuer Methoden, etwa 22% sind umfassend (einschlägig) am Validierungsprozess beteiligt und nehmen nicht nur Zuarbeiten wahr.

2. 15% der Befragten (alle in Leitungsposition) sind für die gesamte Methodenvalidierung verantwortlich und haben eine Entscheidungskompetenz bei der Etablierung neuer Laborverfahren, Methoden und Analyte. Der Verantwortungsbereich der MTLA hat demnach Einfluss auf die Durchführung bzw. Entscheidungskompetenz bei der Methodenvalidierung. Durch dieses Ergebnis kann die Hypothese falsifiziert werden.

Die Ergebnisse der Experteninterviews bestätigen die vorliegenden Ergebnisse, dass in Laboratorien, die von technischen Laborleitungen ohne ärztliche Präsenz geführt werden, Aufgaben der Methodenvalidierung verantwortlich übernommen werden müssen. Die Hypothese 3 wird mit den vorliegenden Auswertungen falsifiziert.

Hypothese 4: Die Durchführung von Beratungen des ärztlichen Personals zu Laborergebnissen (Postanalytik) durch MTLA ist unabhängig vom Verantwortungsbereich der MTLA im Laboratorium.

Mit der Beantwortung und Auswertung der zu dieser Hypothese zugehörigen Fragen bzw. Aussagen soll aufgezeigt werden, ob MTLA unabhängig von ihrem Verantwortungsbereich (Managementfunktion) Beratungsleistungen zu Nachfragen seitens des klinischen Personals zu Laborergebnissen (Interpretationshinweise) erbringen. Indikationsstellung für Labortests sowie die Interpretation der Laborergebnisse ist Aufgabe des anfordernden klinisch-tätigen Arztes, da Laborergebnisse nur im Kontext zum klinischen Bild, der Anamnese und weiterer Untersuchungen interpretiert werden können. Dennoch kommt es vor, dass das klinische Personal Nachfragen zu den Laborwerten hat und Interpretationshinweise erwartet. Eine anspruchsvolle Handlungsaufgabe, die je nach Komplexität des Sachverhalts wissenschaftliches Wissen und klinische Erfahrung erfordert (vgl. Kap. 3.1.3).

Es ist erfragt und ausgewertet worden,
- ob MTLA Beratungsleistungen über weiterführende Analytik aufgrund der validierten Laborergebnisse erbringen,
- ob MTLA Beratungsleistungen zur Beurteilung von Labortests (Interpretationshinweise) erbringen,
- ob der Verantwortungsbereich der MTLA Einfluss auf die Erbringung von Beratungsleistungen durch sie hat.

Als Kurzzusammenfassung können folgende Ergebnisse formuliert werden:

1. Ein nicht unerheblicher Anteil Befragter [23,4% regelmäßig/häufig; 59,5% manchmal/ausnahmsweise] entscheidet einzelfallbezogen nach Rücksprache mit dem Einsender aufgrund der ermittelten Laborergebnisse über weiterführende Analytik,
2. und berät die Einsender auch auf Nachfrage bei der Beurteilung der Laborergebnisse (ca. 10% beraten regelmäßig/häufig; 67,9% manchmal/ausnahmsweise),
3. MTLA mit Managementfunktion beraten signifikant häufiger Einsender bei Nachfragen zur Beurteilung von Labortests [14% regelmäßig/häufig] als MTLA ohne Managementfunktion [7,4% regelmäßig/häufig]. Der Verantwortungsbereich der MTLA hat Einfluss auf die Erbringung von Beratungsleistungen zur Beurteilung von Labortests. Die Ergebnisse korrespondieren mit den Ergebnissen der Experteninterviews, obgleich die Befragten sich bei der Beurteilung von Labortests häufig fachlich überfordert beurteilen.

Die Hypothese 4 wird mit den vorliegenden Auswertungen falsifiziert.

Hypothese 5: Der Verantwortungsbereich (Arbeitsaufgaben) der MTLA hat keinen Einfluss auf das Leseverhalten (Lesenotwendigkeit, -häufigkeit von Fachliteratur) zur Bewältigung der Arbeitsanforderungen.

Mit der Beantwortung und Auswertung der zu dieser Hypothese zugehörigen Fragen bzw. Aussagen soll aufgezeigt werden, dass der Verantwortungsbereich (Arbeitsaufgaben) der MTLA sich nicht auf das Leseverhalten (Notwendigkeit der Lektüre bzw. Lesehäufigkeit) von Fachliteratur zur Bewältigung der Arbeitsanforderungen der MTLA auswirkt. Bestimmte anspruchsvolle Handlungsaufgaben wie Beratungsleistungen, Ergebnisvalidierungen oder Methodenvalidierungen erfordern sowohl ein theoretisch, wissenschaftlich fundiertes Wissen als auch praktische Fähigkeiten und Fertigkeiten sowie Reflexionsvermögen, das zum Erkennen und Entwickeln externer Evidence unverzichtbar ist. Die Befähigung im Umgang mit Fachliteratur ist Voraussetzung für Evidence-basiertes berufliches Handeln sowie dafür sich selbständig neue Wissengebiete zu erschließen (lebensbegleitendes Lernen).

Es ist erfragt und ausgewertet worden,
- ob MTLA die Lektüre von Fachliteratur für die Bewältigung der gestellten Arbeitsanforderungen für notwendig erachten,
- ob MTLA regelmäßig Fachliteratur für die Bewältigung der gestellten Arbeitsanforderungen lesen,
- ob sich MTLA im Umgang (bei der Lektüre) mit Fachliteratur kompetent einschätzen,

- welche Probleme MTLA im Umgang (bei der Lektüre) mit Fachliteratur haben,
- ob der Verantwortungsbereich der MTLA (differenziert nach Managementfunktion, Beteiligung an der Methodenvalidierung, Beratungsleistungen zur Beurteilung von Labortests) Einfluss auf das Leseverhalten (Lesenotwendigkeit der Lektüre, -häufigkeit) von Fachliteratur hat.

Als Kurzzusammenfassung können folgende Ergebnisse formuliert werden:

1. Die Befragten schätzen eine moderate Notwendigkeit der Lektüre von Fachliteratur für die tägliche Praxis ein, ein Drittel benötigt regelmäßig Fachliteratur. Die Lesehäufigkeit wird als eher gelegentlich eingestuft (ca. 75% lesen monatlich oder seltener Fachliteratur) und die Mehrheit der Befragten schätzen sich hinsichtlich der Befähigung zum kritischen Umgang mit Fachliteratur als tendenziell unsicher ein.

2. Als Probleme im Umgang mit Fachliteratur wurde dominierend festgehalten, dass Forschungsberichte/Artikel zu kompliziert, in Englisch geschrieben und für Nichtwissenschaftler unverständlich sind, was als Hindernis eingeschätzt wird. Darüber hinaus werden die (kosten)aufwendige Beschaffung und mangelnde Zeit zum Lesen von Fachliteratur als Hemmnis betrachtet.

3. MTLA mit Managementfunktion lesen signifikant häufiger Fachliteratur als MTLA ohne Managementfunktion [44,6% vs. 16,1%] und betrachten die Lektüre von Fachliteratur für ihre Arbeit als unbedingt erforderlich [60,5% vs. 30,4%]. MTLA, die umfassend an der Methodenvalidierung beteiligt sind sowie Beratungsleistungen zur Beurteilung von Labortests durchführen, benötigen

und lesen signifikant häufiger Fachliteratur als MTLA, die dies selten oder gar nicht erledigen (vgl. Tab. 24, 25a, 25b). Der Verantwortungsbereich der MTLA hat demnach Einfluss auf die Lektüre von Fachliteratur.

Die Hypothese 5 wird mit den vorliegenden Auswertungen falsifiziert.

Hypothese 6: Der Verantwortungsbereich (Aufgabenbereich) der MTLA hat keinen Einfluss auf die Häufigkeit besuchter fachlicher Fortbildungsveranstaltungen zur Bewältigung der Arbeitsanforderungen.

Mit der Beantwortung und Auswertung der zu dieser Hypothese zugehörigen Fragen bzw. Aussagen soll aufgezeigt werden, dass der Verantwortungsbereich (Arbeitsaufgaben) der MTLA sich nicht auf die Besuchshäufigkeit von Fortbildungsveranstaltungen zur Bewältigung der Arbeitsanforderungen der MTLA auswirkt. So wie das Lesen von Fachliteratur eine Voraussetzung zur Anbahnung Evidencebasierten beruflichen Handelns ist, kommt dem Besuch von fachlichen und überfachlichen Fortbildungsveranstaltungen eine hohe Bedeutung als Personalentwicklungsinstrument zu (Heinze et al. 2008) und ist Voraussetzung sich selbständig neue Wissengebiete zu erschließen.

Es ist erfragt und ausgewertet worden,
- die Fortbildungsaktivität von MTLA allgemein
- ob der Verantwortungsbereich der MTLA (Methodenvalidierung, Managementfunktion) Einfluss auf die Fortbildungsaktivität hat

Als Kurzzusammenfassung können folgende Ergebnisse formuliert werden:

1. 13% der Befragten nehmen durchschnittlich einmal pro Monat, 17% mindestens einmal pro Quartal an Fortbildungsveranstaltungen teil.
2. MTLA mit Managementfunktion und MTLA, die umfassend an der Methodenvalidierung beteiligt sind, besuchen signifikant häufiger fachliche und überfachliche Fortbildungsveranstaltungen als MTLA, ohne Managementfunktion [20,1% vs. 10,1%, vgl. Tab. 26] bzw. ohne umfassende Beteiligung an der Methodenvalidierung [21% vs. 10%, vgl. Tab. 26]. Demnach hat der Verantwortungsbereich der MTLA Einfluss auf die Fortbildungsaktivität der MTLA.

Die Hypothese 6 wird mit den vorliegenden Auswertungen falsifiziert.

5 Diskussion der Ergebnisse

Ganz offensichtlich gibt es einige Berufe, die seit ihrer Entstehung eine herausgehobene gesellschaftliche Position einnehmen, die ihnen gegenüber anderen Berufen eine günstigere Stellung auf dem Arbeitsmarkt einbringen, womit sich die Akkumulation weiterer Privilegien (Exklusivität, höheres Einkommen, Karriere u.a.) verband. Die derzeit in Deutschland laufenden Bemühungen der nichtärztlichen Gesundheitsberufe um Professionalisierung implizieren, dass es also Kompetenzunterschiede zu bereits erfolgreich professionalisierten Berufsgruppen (hier die ärztliche Profession) geben muss, die eingeholt werden müssen oder sollen. Die Professionalisierungsstrategie wird derzeit schwerpunktmäßig durch Akademisierungsbestrebungen der Gesundheitsberufe verbunden mit der erhofften Verwissenschaftlichung der Ausbildung in den jeweiligen Berufen (vgl. hierzu aktuelle Diskurse u.a. von Bollinger und Gerlach 2008; Blättner und Georgy 2008; Kälble 2008; Walkenhorst und Klemme 2008; Krampe 2009). Die Fachberufe sollen in die Lage versetzt werden, auf der Grundlage eines eigenständig entwickelten und dem beruflichen Selbstverständnis wie auch dem Gegenstand der professionalisierten Facharbeit angemessenen Wissensfundus durch Forschungsergebnisse zu systematisieren, zu reflektieren und zu elaborieren. Problematisch in dieser Phase der Bemühungen ist häufig die fehlende Auseinandersetzung mit den Bezugswissenschaften und Nachbardisziplinen vor allem der Medizin. Basierend auf den theoretischen Ausführungen im Kapitel 2 in der die Vielschichtigkeit der Begriffswelten der Expertise, des Professionalismus und der Professionen dargestellt wurde, konnte bisher für die diagnostisch-technischen Gesundheitsberufe (hier im Speziellen MTLA) kein umfassendes Erklärungsmodell für die Professionalisierungs- bzw. Expertisierungsprozesse entwickelt werden. Die Literaturlage für die MTA-Berufe muss im Grunde genommen als desolat bezeichnet werden. Die vorliegende Untersuchung ist zwar in ihren wesentlichen Zügen deskriptiv angelegt, leistet aber dennoch einen spezifischen Beitrag zur Klärung der Professionalisierungs- bzw. Expertisierungsbedürftigkeit der Handlungsaufgabe von MTLA in der biomedizinischen Laboratoriumsanalytik. Es werden die dargestellten Charakteristika bzw. Konstitutiva, die für einen Professionalisierungs- bzw. Expertisierungsprozess von Bedeutung sind, zur Beschreibung, Strukturierung und Orientierung verwendet. Es wird weitestgehend darauf verzichtet, den Status quo des Berufsstands MTLA im Professionalisierungs- bzw. Expertisierungsprozess darzustellen, sondern die Handlungsaufgaben in den Fokus zu nehmen und diese hinsichtlich der Professionalisierungs- bzw. Expertisierungsbedürftigkeit zu beleuchten.

Die vorliegende Arbeit beschäftigte sich mit der Perspektive einer anzubahnenden Kompetenzentwicklung im MTLA-Beruf vor dem Hintergrund der Frage nach der Professionalisierungs- bzw. Expertisierungsbedürftigkeit der Handlungsaufgabe von MTLA sowie der Gestaltungsherausforderung für die professionalisierte Facharbeit einschließlich seiner fördernden und hemmenden Faktoren, die nachfolgend diskutiert werden.

5.1 Kompetenzanalyse vor dem Hintergrund von Professionalität

In diesem Abschnitt werden zunächst die Ergebnisse der Handlungs- und Kompetenzanalyse zur Bewertung der Ausbildung sowie zukünftiger Herausforderung an die Berufsangehörigen einschließlich der Qualifikationsentwicklung vor dem Hintergrund von Professionalität diskutiert.

Es gibt für Professionalität und professionelles Handeln verschiedene Lesarten. Oevermann (1996) beschreibt als typisch für professionelles Handeln im Arbeitsbündnis die widersprüchliche Einheit wissenschaftlichen Wissens und hermeneutischen Fallverstehens, d.h. eine wissenschaftlich begründete Lösung eines Problems in der Praxis. Er beschreibt in seinem Aufsatz (1996, S. 131f), dass *„die Pathologie eben nicht eine wissenschaftssystematisch-klassifikatorisch begründbare Teildisziplin ist, sondern sich als eine bestimmte Phase im Ablauf der therapeutischen Praxis ausdifferenziert. Sie ist nämlich Ausdruck dafür, dass in einer Praxis in einer krisenhaften Entscheidungssituation kompetent (...) eine Entscheidung getroffen werden muss. (...) Deshalb muss die Einlösung der Begründungsverpflichtung aufgeschoben werden, sie kann aber nicht aufgehoben werden. Die nachträgliche Reflexion über den Befund aus der Pathologie ist für den behandelnden Arzt die Phase der nachträglichen Einlösung einer aufgeschobenen Begründungsverpflichtung, und die Pathologie ist eine Teildisziplin, die die Einlösung dieses Aufschubes sichert. (...) Das aber ist immer mit Risiken oder Unsicherheiten behaftet. Indem er sich tatsächlich in solche offene Zukunft und Unsicherheit hinein entscheidet, sich aber nachträglich* *der Begründungsverpflichtung rekonstruierend unterwirft, produziert er neue Erkenntnisse und Erfahrungen über die Effizienz von Techniken."*

Dieser Oevermannsche Text wurde ausführlich zitiert, weil in ihm zwei Behauptungen einander entgegengesetzt werden, die gut miteinander vereinbar sind. Dass Pathologie eine Phase im Ablauf der therapeutischen Praxis ist, ist unbestritten - nämlich die Phase der nachträglichen Einlösung einer aufgeschobenen Begründungsverpflichtung, in der sich neue Erkenntnisse und Erfahrungen über die „Effizienz von Techniken", neue externe Evidence entwickeln. Aber das heißt nicht, dass *„Pathologie eben nicht eine wissenschaftssystematisch-klassifikatorisch begründbare Teildisziplin ist."* Beides ist vereinbar. Das kann am Oevermannschen Text selber belegt werden. Nicht der behandelnde Arzt, der nachträglich über den pathologischen Befund reflektiert, hat diesen Befund selber in der Pathologie erstellt. Er hat ihn vielmehr „aus der Pathologie" bezogen. Die Pathologie ist eine selbständige Teildisziplin. Das gilt auch für die anderen Laboratorien, die Patientenproben untersuchen. Die in ihnen tätigen MTLA müssen nicht unbedingt die Lebensumstände, Ziele und Praktiken der Personen kennen, deren Proben sie analysieren. Sie brauchen diese Personen (wie im Fall von Laboruntersuchungen) nie gesehen zu haben. Sie können auch ohne diese Kenntnis zu relevanten, für den therapeutischen Prozess nützlichen Kenntnissen kommen. Aber die Interpretation der Laborbefunde im Kontext der Lebenspraxis eines Patienten ist ohne Arbeitsbündnis mit diesem Patienten, in dem interne Evidenz für Schlussfolgerungen erarbeitet wird, nicht denkbar.

Die Ergebnisse der vorliegenden Untersuchung demonstrieren, dass die berufstypischen Aufgaben von MTLA sowohl in der Präanalytik, Analytik und Postanalytik zu finden sind. Im Wesentlichen besteht die typische Handlung darin, labordiagnostische Untersuchungen im ärztlichen Auftrag eigenverantwortlich zu planen, durchzuführen und entsprechend Laborergebnisse zu erstellen, d.h. diese technisch und biomedizinisch zu validieren. Der erstellte validierte Laborbefund wird dann von der MTLA zur Entscheidungsfindung an das klinische Personal weitergeleitet, damit die Laborergebnisse nutzbringend vom therapeutisch Handelnden ins Arbeitsbündnis mit dem Patienten einfließen können (Kachler 2006a). In der Labordiagnostik wird eine Expertise über einen biologischen Sachverhalt einer Untersuchungsprobe eines individuellen Patienten geliefert, die nicht nur die reine Anwendung naturwissenschaftlicher Erkenntnisse erfordert, sondern unter Bezugnahme auf den jeweiligen Patienten erfolgt, d.h. es ist zu prüfen, ob das Ergebnis überhaupt zu den Vorbefunden bzw. der diagnostischen Fragestellung passt, also plausibel ist. MTLA beraten des Weiteren das klinische Personal über präanalytische Maßnahmen für angebahnte Laboruntersuchungen und führen Schulungen des klinischen Personals zur Präanalytik sowie Point-of-Care-Diagnostik durch. Die in der Labordiagnostik Tätigen haben darüber hinaus auch die Aufgabe, das klinische Personal bei der Auswahl geeigneter Laboruntersuchungen und der Entscheidungsfindung hinsichtlich der Bewertung von Labortests zu unterstützen, d.h. ein nicht unerheblicher Teil von Berufskolleginnen berät das klinische Personal sowohl bei der richtigen Auswahl von Labortests, wobei nach Aussagen der Befragten, diese Beratung eher von weniger erfahrenen Klinikern in Anspruch genommen wird.

Andererseits kommt es vor, dass das klinische Personal (sowohl Pflegepersonal wie ärztlicher Dienst) Nachfragen zur Beurteilung der übermittelten Laborergebnisse hat. Durch die Ergebnisse dieser Untersuchung konnte gezeigt werden, dass je anspruchsvoller die Handlungsaufgabe ist, desto weniger MTLA diese Aufgabe trotz gleicher formaler Qualifikation wahrnehmen. So führen zwar nahezu alle MTLA die technische Validierung durch, die anspruchsvollere biomedizinische Validierung jedoch nur noch etwa zwei Drittel der Befragten. Besonders auffällig ist, dass die Ausübung dieser Tätigkeit abhängig ist vom Personalstrukturmuster in der Laborabteilung. MTLA, die unter internistischer Laborleitung (also ohne ärztliche Präsenz im Labor) tätig sind, führen signifikant häufiger die biomedizinische Validation [zu 74%] durch, als MTLA, die unter Verantwortung eines Laborarztes [zu 46%] oder Klinischen Chemikers [zu 57%] tätig sind. Die Befragten schätzen selbst die Validierung der Laborergebnisse als anspruchsvolle Handlung ein, da nicht nur ein Wissensfundus, der durch kontinuierliche Fort- und Weiterbildung abgesichert wird, erforderlich ist, sondern auch einschlägige Erfahrung nötig sei. So verwundert es kaum, dass Laborärzte und Klinische Chemiker, deren Arbeitsplatz unmittelbar in der Labordiagnostik ist, diese Handlungsaufgabe vordergründig für sich in Anspruch nehmen. Wenn hingegen das Labor unter die Obhut eines klinischtätigen Internisten gestellt ist, der sich nach Aussagen der Befragten häufig auch überhaupt nicht um die Laborbelange kümmert, dann müssen jene anspruchsvollen Handlungen mehr oder weniger vollständig durch die MTLA wahrgenommen werden. Inwiefern die Qualität der Labordiagnostik dadurch beeinflusst wird, kann nicht beantwortet werden, da es dazu keinerlei Unersuchungen allenfalls standespolitisch intendierte Spekulationen der betroffenen Berufsgruppen gibt.

Professionalität interpretiert als gekonnte Beruflichkeit, d.h. als Merkmal herausragender beruflicher Arbeit, führt wie Benner (Benner 1994; Benner et al. 2000) es für die Pflegeberufe postulierte, zu einer Differenzierung der einzelnen Berufe in unterschiedliche Kompetenzniveaus. Innerhalb des MTLA-Berufs, wie innerhalb aller Berufe, ist davon auszugehen, dass Kompetenzunterschiede entlang der Aufgabenzuschnitte und der Integration beruflicher Erfahrung in die je eigene Handlungskompetenz bestehen, d.h. es gibt unterschiedliche berufliche Kompetenzniveaus sowohl innerhalb der Berufe wie zwischen den verschiedenen Berufen. Führungspositionen in Organisationen des Gesundheitswesens werden in hohem Maße noch nach Gesichtspunkten fachlicher Expertise besetzt (Bollinger und Gerlach 2008, S. 146ff). MTLA mit Managementfunktion (technische Leitung einschl. Stellvertretung, Gruppen- oder Teamleitung bzw. QM-Beauftragte) nehmen signifikant häufiger anspruchsvolle Aufgaben wahr, als MTLA ohne Managementfunktion. Dies betrifft sowohl Beratungsleistungen zur Präanalytik, zur Auswahl geeigneter Labortests als auch die Befundinterpretation oder die Etablierung neuer Methoden und Verfahren in der Diagnostik (vgl. Abschnitt 4.8). Lediglich bei der biomedizinischen Validation kann ein solcher Zusammenhang nicht hergestellt werden. Es bestehen also auch innerhalb des MTLA-Berufs unterschiedliche Handlungsebenen trotz gleicher formaler Qualifikation. Die Ergebnisse dieser Studie scheinen die postulierte These von Bollinger und Gerlach (ebd.) zu unterstützen. Notwendige Voraussetzung für die Professionalisierungsbedürftigkeit der Handlungsaufgabe ist die abgesicherte Wissensbasis. Wenn die vorliegende Handlungsroutine allerdings selbst in die Krise gerät, muss es dennoch eine Verlässlichkeit in der Expertise geben, d.h. der Experte darf nicht die Generierung der Wissensbasis (Erweiterungsmodus) an eine übergeordnete Instanz delegieren. Unter Rekurs auf die Ergebnisse der Interviews mit den technischen Laborleitungen ist dieser Aspekt jedoch bisher in der Praxis eher seltener gewährleistet. Schwierige Fälle werden gerne an akademisches Fachpersonal delegiert, da von ihnen erwartet wird, dass es das Problem besser zu lösen in der Lage ist. In anderen Ländern wie UK werden diese Aufgaben beispielsweise durch Consultant Practitioner, d.h. BMA als „Registered Practitioner" (entspricht dem deutschen MTLA-Examen) die zusätzlich über ein postgraduales Studium (Higher Specialist Examination) verfügen, wahrgenommen. Consultant Practitioner sollen aufgrund ihrer wissenschaftlich-technologischen Expertise und besondere Problemlösungskompetenz die Kliniker bei der Interpretation von Laborergebnissen beraten (Nicholson 2005, S. 51f).

Die Einführung von hoch komplexen Diagnose- und Analysetechnologien bedingen darüber hinaus einen hohen Spezialisierungsgrad der Berufsangehörigen durch eine fachliche Vertiefung des Wissensgebietes und der notwendigen Qualifikationsanpassungen zur Bewältigung der Anforderungen im Umgang mit innovativen Technologien (Kachler 2003b, 2007a, b; Heinze et al. 2007). Nach Einschätzungen der befragten MTLA und interviewten Laborleitungen wird insgesamt die Komplexität der zu erbringenden Arbeitsleistung von MTLA bedingt durch die zunehmende Technisierung der Leistungsprozesse deutlich steigen. Nahezu sämtliche Arbeitsplätze von MTLA in der Labordiagnostik sind heute bereits IT-gestützt. Darüber hinaus wird angenommen, dass aufgrund der Arbeitsverdichtung, der Automation und Software-gestützten Ergebnisvalidation eine Zunahme des erforderlichen Wissens nötig ist, dass von den Berufsangehörigen verlangt „generalistisch" im Sinne eines „Allrounders" tätig sein zu müssen. So muss die MTLA ggf. über ihre Arbeitsspezialisierung hinaus dennoch die gesamte Palette der Laboruntersuchungen beherrschen sowie die Laborergebnisse fachlich kompetent validieren können.

Somit werden zwei parallele Entwicklungen prognostiziert: zum einen die Spezialisierung (im Sinne einer fachlichen Vertiefung) und zum anderen die Generalisierung (im Sinne einer erforderlichen qualifikatorischen Breite), d.h. die heutigen Leistungsprozesse zusammen mit der stetigen Technisierung verlangen einen abgesicherten Wissensfundus der MTLA über sämtliche Teilarbeitsplätze eines diagnostischen Routinelabors (klinische Chemie, Hämatologie, Blutgruppenserologie und z. T. Mikrobiologie). Die Generalisierung („profundes Überblickswissen") kombiniert mit Spezialwissen ist daher stark mit der Flexibilisierung der zu erbringenden Arbeitsleistung assoziiert, da nach Einschätzung der interviewten Laborleitungen künftig deutlich weniger Fachpersonal Laborleistungen erbringen wird (korrespondierende Ergebnisse PROSPECT Arbeitsamt Wesel 2001; Hilbert und Evans 2003; Gässler 2009). So gewinnen sowohl die Informationstechnologie in der Medizin, insbesondere im Leistungsbereich der biomedizinischen Laboratoriumsanalytik, als auch die Fähigkeit Leistungsprozesse planen und steuern zu können, zunehmend an Bedeutung. Die vorliegenden Ergebnisse demonstrieren, dass Steuerungsaufgaben von MTLA im Zusammenhang mit Automation zukünftig mehr Stellenwert bekommen. 97% des befragten Leitungspersonals stellen einen durch neue Technologien induzierten Qualifikationsbedarf fest und zwei Drittel sehen eine (starke) Zunahme der Anforderungen an theoretische Kenntnisse und praktische Fertigkeiten im Arbeitsbereich (BMBF 2002, S. 600ff). Ähnliche Ergebnisse erbrachte die Arbeitsgruppe von Heinze et al. (2007, S. 127ff), die bei MTA-Berufen zunehmend hohe Anforderungen an die fachliche und technologische Kompetenz feststellen. Zu gleichen Ergebnissen kommt die hier vorliegende Untersuchung (vgl. Kap. 4). Die technische und biomedizinische Validation erfordert wie in Kap. 3.1 dargestellt die Beurteilung der analytischen Spezifität, d.h. unter Einbezug einer grundsätzlichen Methodenkritik muss die Zuverlässigkeit der Analysenergebnisse beurteilt werden. Voraussetzung für die Durchführung einer labordiagnostischen Untersuchung ist jedoch zunächst, eine geeignete Untersuchungsmethode für die Bestimmung eines Analyten in das Leistungsspektrum aufzunehmen und den Klinikern anzubieten. Die entscheidungsorientierten Labortests müssen entsprechend Evidence-basierten Kriterien evaluiert werden (Speicher 2001, S. 18ff; Kachler und Behrens 2005, S. 32f; Kachler 2007a).

Oevermann beschreibt als typisch für professionelles Handeln das wissenschaftlich begründete Problemlösen in der Praxis, wobei beides, Wissenschaft und Praxis, gleichermaßen wichtig sind. Demnach gibt es erst durch professionell Handelnde einen Theorie-Praxis-Transfer, d.h. die Wissenschaft liefert das notwendige theoretische Wissen für das professionelle Handeln in der Praxis. Der Professionelle handelt im Sinne eines reflektierenden Praktikers (Oevermann 1996, S. 79f). Um noch einmal Abbott zu zitieren, muss also die professionalisierungswillige Berufsgruppe auch die professionelle Kontrolle des eigenen Wissens haben, d.h. über Produktion, Vermittlung und über die Anwendung und Evaluation in der Praxis (Rabe-Kleberg 1996, S. 290). Also bedarf es eines wissenschaftlich abgesicherten Wissensfundus, d.h. wiederum auf der einen Seite sind entsprechende wissenschaftliche Erkenntnisse erforderlich, andererseits bedarf es auch der Transferfähigkeit des Anwenders, sich dieses Wissen auch zugänglich zu machen. Saxer (2002) beschreibt diese Problematik der Dichotomie zwischen verfügbarem Wissen und Anwendung desselben in der Praxis für die Pflegefachkräfte und weist hier exemplarisch einige der Probleme aus der Praxis auf. Die größten Hindernisse beim Transfer von Forschungsergebnissen in die Praxis werden in deren Präsentation und Verbreitung gesehen, so dass die Herausforderung darin besteht, Ergebnisse aus der Forschung für Nicht-Wissenschaftler verständlich aufzubereiten und auch leicht verfügbar zu machen. Die befragten schweizerischen Pflegeexperten erklären weiterhin, dass sie Studien nicht beurteilen oder nicht lesen können, da sie englischsprachig sind. Insofern wäre es wichtig, einerseits den Praktikern Zugang zu Forschungsergebnissen und zum Forschungsprozess zu ermöglichen und andererseits jedoch Wege zu finden, wie die berufliche Praxis von den wertvollen Forschungsergebnissen profitieren kann, ohne Informationsverluste aufgrund mangelnden Verständnisses zu erleiden. Ähnliche Ergebnisse sind auch aus Vorläuferstudien in den USA oder UK bekannt, in denen herausgearbeitet wurde, dass häufig methodische

Verständnisschwierigkeiten auftreten und die Relevanz der Ergebnisse der Forschungsarbeit für die Praxis nicht immer klar ist (Dunn et al. 1998). Die Ergebnisse der vorliegenden Studie beschreiben für die Berufsgruppe MTLA sehr vergleichbare Ergebnisse und konstatieren, dass MTLA ungenügend in den wissenschaftlichen Diskurs eingeübt sind. So liegt auch hier das Haupthemmnis bei der Umsetzung von Forschungsergebnissen in der mangelnden verständlichen Präsentation und Verbreitung (vgl. Kap. 4.6.5). In einer britischen Studie konnte gezeigt werden, dass akademisch ausgebildete Pflegefachkräfte eher in der Lage sind, Wissensreserven zu mobilisieren, Forschungsergebnisse für die Praxis zu nutzen und flexibler auf veränderte Anforderungen zu reagieren, als nichtakademisch ausgebildete Pflegeberufe (Sinclair 1991; Behrens und Langer 2004).

Ähnlich wie also der Befund des Pathologen zum Bestandteil der Begründungsverpflichtung für eine diagnostische bzw. therapeutische Intervention des klinisch Handelnden im Arbeitsbündnis mit dem Patienten wird, gilt auch Entsprechendes für die biomedizinische Labordiagnostik durch MTLA. Allerdings mit einer wesentlichen Unterscheidung. Erfolgt die Erstellung eines pathologisch-histologischen Befundes durch einen Facharzt, so handelt es sich um ärztliche Kunstfertigkeit im Sinne professionellen Handelns. Die Erstellung eines Laborbefundes, der durch MTLA erfolgt, scheint außerhalb professioneller Handlungsweisen zu liegen. Dabei ist die Funktion der MTLA nicht nur darauf beschränkt, die Patientenprobe in den Automaten zu stellen und dem Arzt einen ausgedruckten Zettel zu geben, sondern MTLA arbeiten auf der technischen und biomedizinischen Ebene selbständig und eigenverantwortlich an der

Erstellung eines Laborbefundes. Darüber hinaus nehmen MTLA abhängig vom Verantwortungsbereich weitergehende Aufgaben wie Beratungen des klinischen Personals zu präanalytischen Maßnahmen, zur Auswahl und Beurteilung von Labortests sowie Aufgaben der Etablierung und Validation neuer Untersuchungsmethoden und –verfahren wahr, wie die Ergebnisse dieser Studie eindrücklich demonstrieren. Im Rekurs auf die Theorie professionellen Handelns von Oevermann wären die anspruchsvollen Handlungsaufgaben wie biomedizinische Validation von Laborergebnissen, Beratungsleistungen zur Auswahl, Stufendiagnostik oder Beurteilung von Labortests sowie zu präanalytischen Maßnahmen, wie sie MTLA in der biomedizinischen Labordiagnostik durchführen, professionalisierungsbedürftig, da es sich wie in Oevermanns Fall der Pathologie um eine Teildisziplin der Heilkunde handelt, die die *„nachträgliche Einlösung einer aufgeschobenen Begründungsverpflichtung"* sichert. In diesem Punkt unterscheidet sich die Handlung der MTLA von der eines Medizinphysikexperten, der aufgrund seiner Erbringung standardisierter Sicherungsleistungen für die menschliche Krisenbewältigung auch unentbehrlich ist, aber nicht die *„nachträgliche Einlösung einer aufgeschobenen Begründungsverpflichtung"* sichert. Bollinger und Gerlach (2008, S. 148) weisen jedoch darauf hin, dass Professionalität nicht losgelöst werden darf von sozialer Verortung, d.h. es sind immer Erwartungen an die Berufsausübung hinsichtlich sozialer Bedingungen und Folgen geknüpft. Eine Reduktion von Professionalität nur auf die Kompetenz, würde zu kurz greifen. Lizenz und Mandat als Konstitutiva für Professionalität müssen hinzukommen. Wie im Kapitel 2 erörtert, ist allerdings eine bloße Überprüfung durch Abgleich einiger Professions- bzw. Expertenmerkmale wie Wissenskorpus, Autonomie, Prestige oder soziale Dienstorientierung nicht mehr hinreichend, andererseits sind sowohl professionelles als auch Experten-Handeln ohne eigene Verantwortlichkeit und ein gewisses Maß an Autonomie nicht möglich (auch Rabe-Kleberg 1996, S. 297f). Monika Zoege gibt zu bedenken, dass hinsichtlich der Professionalisierungs- und Expertisierungsbestrebungen der Gesundheitsberufe zu prüfen sei, inwieweit Autonomie überhaupt noch Voraussetzung für professionelles Handeln in Zeiten interprofessioneller Zusammenarbeit ist (Zoege 2004, S. 224f). Die MTA-Berufe sind wie die Hebammen bezüglich des Professionalisierungsmerkmals Autonomie im Vergleich zu den anderen Gesundheitsberufen aufgrund ihrer vorbehaltenen Tätigkeiten im MTA-Gesetz in einer eindeutigeren Ausgangsposition. Dennoch sind auch die MTA-Berufe in starkem Maße im Laufe des vergangenen Jahrhunderts von ärztlichen Anweisungen abhängig geworden, was sie zu Beginn ihrer Berufsentstehungsgeschichte nicht waren. So darf neuerdings zwar Labordiagnostik durch MTLA als selbständige Leistung erbracht werden, allerdings wenn sie der Erkennung einer Krankheit oder der Beurteilung ihres Verlaufes dient, nur nach Auftragserteilung eines zur Ausübung der Heilkunde Berechtigten erfolgen. Durch diese Einschränkung ist allerdings weder die Berufsfreiheit noch die Handlungsautonomie von MTLA eingeschränkt, da ein Pathologe (um bei Oevermanns Beispiel zu bleiben), der einen histologischen Befund eines vom Chirurgen entnommenen Körpergewebes eines Patienten durchführen soll, dies auch nur im Auftrag seines Fachkollegen durchführt. Es ist das Ergebnis einer hoch arbeitsteiligen Welt im Sinne der Qualitätssicherung und des Patientenschutzes und nicht grundsätzlich Ausdruck von Deprofessionalisierungstendenzen ärztlichen Handelns.

5.2 Gestaltungsherausforderungen, fördernde und hemmende Faktoren für Professionalität

MTLA in der biomedizinischen Analytik brauchen für die Erledigung ihrer Handlungsaufgaben sowohl ein theoretisches, wissenschaftlich fundiertes Wissen als auch praktische Fähigkeiten und Fertigkeiten sowie Reflexionsvermögen, das zum Erkennen und Entwickeln externer Evidence unverzichtbar ist. Das gilt unabhängig davon, ob die Handlungsaufgaben diese Berufsgruppe professionalisierungs- oder expertisierungsbedürftig sind. Die MTLA müssen entsprechend den Ergebnissen dieser Untersuchung in der Lage sein, Methoden und Verfahren angepasst an die jeweiligen diagnostischen Fragestellungen und Patientengruppen auszuwählen, zu adaptieren und zu validieren. Allerdings muss festgestellt werden, dass MTLA unzureichend in den wissenschaftlichen Diskurs eingeübt sind, insbesondere bei Inanspruchnahme besonders komplexer Handlungen wie der Methodenvalidierung, der Übernahme von Beratungsleistungen und Befundinterpretationen, die unbedingt wissenschaftliches Wissen, d.h. externe Evidence erfordern, um wirksam die Aufgabe erfüllen zu können. Die Ergebnisse dieser Studie zeigen wie bereits die von Kachler in 2007 veröffentlichten (Kachler 2007a), dass die Befähigung im Umgang mit wissenschaftlicher Fachliteratur insbesondere mit englischsprachiger Fachliteratur defizitär, jedoch zur Anbahnung Evidence-basierten Handelns unabdingbar ist. Auch hier wurde deutlich, dass der Verantwortungsbereich der MTLA Einfluss auf das Leseverhalten sowie die Fort- und Weiterbildungsaktivität der

Berufsangehörigen hat. MTLA, die mit komplexen Frage- und Aufgabenstellungen wie z.b. Methodenvalidierung betraut sind, nutzen häufiger externe Evidence, um die Handlungsaufgaben zuverlässig erledigen zu können. Die befragten MTLA schätzen jedoch die Befähigung zur Etablierung neuer Methoden und Verfahren (Adaptation) für den Einsatz in Diagnostik und Forschung aufgrund ihrer Ausbildung als defizitär ein. Gleiches gilt für die Fähigkeit, neue Methoden und Verfahren im Labor hinsichtlich der analytischen Spezifität und Sensitivität zu evaluieren (Kachler 2007a). Die MTLA müssen jedoch mindestens qualifiziert sein, eigenverantwortlich die externe Evidence zu ihrer jeweiligen Handlungsaufgabe aufzufinden, zu bewerten und nutzen zu können (Behrens und Langer 2004), insbesondere um die entscheidungsrelevanten Aufgaben für den therapeutischen Prozess eigenverantwortlich wahrnehmen zu können. Die interviewten akademischen Laborleitungen der vorliegenden Studie bemerkten, dass MTLA, wenn sie mehr Verantwortung übernehmen wollen, über ein tieferes Hintergrundwissen, eine wissenschaftliche Fundierung, die Fähigkeit zur logischen Fehleranalyse und statistisches Methodenwissen verfügen müssen, damit sie überhaupt in der Lage sind, Labormethoden Evidence-basiert zu evaluieren und mit dem Kliniker kompetent kommunizieren zu können.

Derzeit erfolgt die MTLA-Ausbildung in Deutschland bundeslandabhängig überwiegend an Schulen des Gesundheitswesens in Form von 3-jährigen vollzeitschulischen Bildungsgängen bestehend aus theoretischem und praktischem Unterricht (3170 Stunden) sowie einer praktischen Ausbildung im Umfang von 1230 Stunden. Allerdings stellt sich die Frage, ob die Struktur der beruflichen Qualifizierung in biomedizinischer Analytik angesichts der Transformation des Gesundheitswesens in eine moderne Gesundheitswirtschaft verbunden mit der gravierenden Technisierungsdynamik den Erwerb an erforderlichen Qualifikationen gewährleisten kann. Das Handlungsfeld der BMA hat sich in den letzten Jahren maßgeblich verändert und dieser Prozess wird sich weiter fortsetzen. Die Automation der Analytik und EDV-gestützte Validation der Laborergebnisse wird weiter zunehmen, wodurch sich Kompetenz- und Qualifikationsprofile maßgeblich verändern werden. War in der Vergangenheit das Berufsfeld Diagnostik klar von einer monoberuflichen Struktur für das Handlungsfeld der biomedizinischen Analytik geprägt, drängt sich heute mehr und mehr die Forderung auf, den unterschiedlich anspruchsvollen Handlungen sinnvolle gestufte Qualifikationen zuzuordnen (Kachler und Behrens 2005 für die MTA-Berufe; Robert Bosch Stiftung 2000 für die Pflegeberufe). Nach Einschätzung der interviewten Laborleitungen wird die rein monoberufliche Struktur für das Handlungsfeld BMA infrage gestellt und darauf verwiesen, mehre Qualifikations- und Kompetenzebenen in Erwägung zu ziehen. Das Deutsche Krankenhausinstitut (Blum und Grohmann 2009, S. 82ff) hat in seinem Forschungsgutachten zur „Weiterentwicklung der nicht-ärztlichen Heilberufe am Beispiel der technischen Assistenzberufe im Gesundheitswesen" die These des Autors aufgegriffen und postuliert, dass eine Hierarchisierung und Modularisierung von Qualifikationsstufungen sinnvoll und längst überfällig ist. Dieser Differenzierungsbedarf besteht sowohl in einer Delegation „nach unten" im Sinne einfacher, routinisierbarer Handlungsaufgaben sowie in Form einer akademischen Höherqualifizierung für anspruchsvolle Aufgaben, die bisher ärztliche Aufgabe sind und zukünftig delegiert werden müssen (ebd.). Es besteht der berechtigte Zweifel, ob die heute bereits auf 3 Jahre ausgedehnte Ausbildung mit 4400 Stunden die weiteren erforderlichen Qualifikationen wie z.b. „Befähigung zur Evaluation von Labormethoden", „statistisches Methodenwissen", profundes kaufmännisches Wissen oder „wissenschaftliche Fundierung und tieferes Hintergrundwissen, die zur kompetenten Kommunikation mit dem Kliniker" gefordert wird, nicht den verfügbaren Rahmen der Möglichkeiten einer Ausbildung auf „Berufsfachschulniveau" unter Berücksichtigung eines mittleren Bildungsabschlusses als Zugangsvoraussetzung sprengen würde. Würde der Gesetzgeber der Forderung der Berufsangehörigen zur Erweiterung der praktischen Ausbildungszeit in den Gesundheitseinrichtungen Folge leisten, könnte eine solche Erweiterung nur unter Verzicht auf andere (theoretische) Ausbildungsinhalte passieren, wenn man den Rahmen einer 3-jährigen Ausbildung nicht aufgeben möchte. Dies jedoch widerspräche den Ergebnissen dieser Erhebung, in der die befragten Berufsangehörigen und Laborleitungen andererseits auch eine verstärkte Zunahme erforderlichen theoretischen Wissens für die Bewältigung der täglichen Anforderungen in der beruflichen Praxis diagnostizieren (u.a. Kap. 4.7.4; Heinze et al. 2007).

Hinzu kommt, dass eine wissenschaftliche Reflexion der Berufsausübung und der beruflichen Standards, sofern überhaupt welche erarbeitet wurden, weitgehend fehlt und die Ausbildung sich noch immer weitestgehend an der klinischen Versorgung in Krankenhäusern orientiert, obwohl die berufliche Tätigkeit künftig mehr und mehr abseits der Krankenhäuser ausgeübt wird und auch eine selbständige

Tätigkeit in innovativen Versorgungsformen in Betracht käme (wie z.B. MVZ-Modell). Allerdings findet eine Vorbereitung auf die selbständige Berufsausübung praktisch nicht statt (Göpel et al. 2004; Kachler 2004). Darüber hinaus ist eine Durchlässigkeit in den Tertiärbereich programmatisch nicht vorgesehen, die eine wissenschaftliche Reflexion der Berufsausübung und der Initiation berufsfeldbreiter Forschung gestatten würde, die Voraussetzung ist, um wirksam einen Theorie-Praxis-Transfer zu gewährleisten (u. a. Göpel et al. 2004; Kachler und Behrens 2005).

Konzentriert sich die Berufsgruppe allerdings ausschließlich darauf, sich nur über die Art und Weise des Erwerbs notwendiger Kompetenzen für die Bewältigung des Handlungsproblems zu verständigen, kann allemal nur von einer Modernisierung eines Berufs gesprochen werden, die jeder Beruf für sich aufgrund veränderter Anforderungen und gesellschaftlicher Entwicklungen in Anspruch nehmen muss. Im Hinblick auf die Realisierung des Professionalisierungsprojekts darf daher die Akademisierung der Ausbildung nicht als einziges Ziel verstanden werden, d.h. es geht um mehr als nur um die bloße Ansiedelung einer Ausbildung an einer Hochschule, sondern es bedarf einer Einheit von Forschung, Lehre sowie beruflicher Praxis, damit die Theorie des Wissens in die Praxis über die Lehre transportiert und Probleme aus der Praxis wieder an die Hochschule rückgespiegelt werden, um in Forschungsprojekten neue Evidence erzeugen zu können, die wieder in die Berufspraxis einmünden sollen. Die reine Hochschulausbildung im Berufsbereich biomedizinische Analytik ohne einen solchen Theorie-Praxis-Transfer wäre für einen Professionalisierungsprozess nicht sehr förderlich, sondern einseitig, denn aus einer Vielzahl von Studiengängen ergibt sich nicht automatisch eine ernst zu nehmende wissenschaftliche Fachdisziplin. Die Problematik würde sich zudem verschärfen, wenn es unterschiedliche Formen der Ausbildung gibt (z.B. fach- und hochschulische Ausbildungsgänge nebeneinander), ohne die Handlungsebenen klar zu definieren. Gelingt dies nicht, blieben die Handlungsaufgaben der Berufsangehörigen ohne hochschulische Ausbildung, wegen ihrer fehlenden wissenschaftlichen Kompetenz, weiterhin professionalisierungs- bzw. expertisierungsbedürftig.

Obgleich die Strukturlogik des Handelns im Vordergrund stehen mag, so darf die Frage nach der Professionalisierungsbedürftigkeit nicht losgelöst werden von der machttheoretischen Perspektive, d.h. die Berufsgruppe muss demonstrieren, dass ihnen die besondere Eignung für die Bewältigung biomedizinischer Analytik unter dem Zentralwertbezug „Gesundheit und Integrität" innewohnt. Es nutzt nichts, wenn die Handlungsstruktur professionalisierungsbedürftig erscheint, es jedoch an der Darstellungskompetenz mangelt, d.h. an der Fähigkeit sozial zu plausibilisieren, dass die Berufsgruppe zuständig und befugt für die Bewältigung der krisenhaften Situation (Expertise zur Bereitstellung biomedizinischer Analytik) ist. Die soziale Verantwortung im Sinne von zuständig und befugt muss seitens der Berufsangehörigen (innerberuflich) auch gewollt werden, jede Inkohärenz wirkt hinderlich auf den Prozess, denn sie kann nicht von außen verordnet werden, weder vom Staat noch von Berufsverbänden. Immerhin ca. ein Drittel der Berufsangehörigen erwartet durch ein Studium laut den Ergebnissen einer Befragung von Riegl

(Riegl 2009) verbesserte Einkommenschancen, wenn es eine solche Perspektive für MTLA gäbe. Zu ähnlichen Ergebnissen kommen die Autoren Blum und Grohmann (2009, S. 88) die aufgrund ihrer empirischen Ergebnisse konzedieren, dass eine partielle Akademisierung der MTA-Berufe die Einkommens- und Arbeitsmarktchancen von Hochschulabsolventen zumindest teilweise verbessern könnte.

Darüber hinaus bedingt dies auch eine Auseinandersetzung der eigenen Arbeit von der Weisungsbefugnis der Ärzteschaft, womit jedoch nicht verwechselt werden darf, dass es keines Auftrags für die Inanspruchnahme der Expertise bedarf (Anforderung der Leistung), sondern vielmehr ist damit gemeint, inwiefern MTLA in der biomedizinischen Analytik eine ärztliche Person z.B. Laborarzt als Fachvorgesetzten benötigen. Professionalisierungs- bzw. Expertisierungsbedürftigkeit der Handlungsaufgabe wäre nur dann gegeben, wenn die MTLA die Verantwortung zur Generierung externer Evidence nicht an eine höhere Instanz delegiert, sondern sich in der Lage sieht, die Erzeugung und Aufrechterhaltung der methodisierten Geltungsbasis von Wissen selbst sichern zu können (Hutwelker und Schützler 2003, S. 178ff). Insofern ist eine Auseinandersetzung mit den Nachbardisziplinen vonnöten, d.h. inwieweit es eine Abgrenzung zwischen der ärztlichen Disziplin Laboratoriumsmedizin vs. biomedizinische Analytik als neues wissenschaftliches Handlungsfeld gibt. Der reine Verweis, dass MTLA de jure gemäß MTA-Gesetz für die Expertise zur Erbringung von Laborleistungen zuständig sind, greift zu kurz. Dies wäre ein zirkulärer Schluss von de jure auf de facto, der ohne Nachweis eines identitätsstiftenden entweder professionalisierungs- oder expertisierungsbedürftigen Problems schwerlich möglich ist. Allerdings befindet sich der Beruf de jure in einer günstigen Ausgangsposition.

Akademische Ausbildungsgänge im Handlungsfeld BMA führen zwar einerseits dazu, den neuen Aufgabenprofilen und gesellschaftlichen Problemlagen im Sinne professionellen bzw. expertisierten Handelns durch hochschulisch ausgebildete Berufsangehörige gerecht zu werden, andererseits führt die Beschäftigung dieser akademischen Experten gleichzeitig zu einer Substitution durch Hilfskräfte insbesondere durch prestigearme Tätigkeiten. Akademisierung, vielleicht auch Professionalisierung bzw. Expertisierung auf der Steuerungsebene kann also auch mit einer Deprofessionalisierung auf der Durchführungsebene verbunden sein (für die Pflege Robert Bosch Stiftung 2000; Stemmer 2003), wenn es nicht gelingt, die Kompetenzstufen für das Handlungsfeld BMA in Form von Kompetenzstandards sei es durch eine gesetzliche Verbriefung oder durch Selbstverpflichtung im Sinne der Qualitätsentwicklung in Form professioneller Standards als verbindlich zu erklären (Kachler und Behrens 2005; Kachler 2007a). Professionalität aufbauen zu können, wird aber zunehmend gefährdet, da aufgrund des permanenten Kostendrucks durch marktwirtschaftliche Steuerungen im Gesundheitswesen die Arbeit nach reinen Kostenerwägungen und zunehmend rein funktional ausgerichtet wird (deutliche Zunahme von Assistenztätigkeiten auf allen Ebenen der Versorgung). Arbeitsbedingungen die auch zur Arbeitszufriedenheit beitragen, wozu auch die Entwicklung eines professionellen Selbstverständnisses gehört, sind zunehmend gefährdet. Möglichst gering qualifiziertes, kostengünstiges Personal soll eine qualitativ hochwertige Arbeit leisten. Die Lösung dieses Konflikts wird von herausragender Bedeutung für die Sicherstellung einer angemessenen Gesundheitsversorgung der Bevölkerung werden (Bollinger und Gerlach 2008, S. 153ff).

6 Resümee und Ausblick

Ausgehend von dem Versuch, eine Begriffsbestimmung bzw. Begriffsklärung zwischen Professionen und Experten einerseits und den prozessualen Vorgängen wie Akademisierung – Verwissenschaftlichung und Professionalisierung/ Expertisierung andererseits durchzuführen sowie deren gegenseitige Verknüpfung, Einflüsse bzw. Entwicklungen aufzuzeigen, die für den aktuellen Diskurs, wie ihn die Gesundheitsberufe heute führen, erforderlich ist, demonstrieren die vorliegenden Untersuchungsergebnisse, dass die berufstypischen Aufgaben, denen MTLA in der biomedizinischen Analytik nachgehen, sowohl in der Präanalytik, Analytik und Postanalytik zu finden sind. MTLA planen und führen selbständig und eigenverantwortlich labordiagnostische Untersuchungen durch, erstellen entsprechend Laborergebnisse, d.h. führen die technische und biomedizinische Validation durch und übermitteln dem Anfordernden einen Bericht über die erbrachte Expertise (Laborbefund). Aus strukturtheoretischer Perspektive handelt es sich um die Kompetenz zur Erstellung einer Expertise über den biologischen, chemischen oder physikalischen Sachverhalt einer Untersuchungsprobe eines individuellen Patienten, die nicht in der bloßen Anwendung naturwissenschaftlicher Erkenntnisse auf Wahrscheinlichkeiten besteht, sondern unter Bezugnahme auf den jeweiligen Patienten erfolgt, d.h. es wird überprüft und bewertet, inwieweit das Ergebnis überhaupt zu den Vorbefunden des jeweiligen Patienten bzw. der dazugehörigen diagnostischen Fragestellung des Klinikers passt, also plausibel ist. Legt man Oevermanns Theorie (1996) professionellen Handelns zugrunde und erkennt an, dass die Handlungsstruktur in der biomedizinischen

Analytik im Sinne einer nachträglich einzulösenden Begründungsverpflichtung des therapeutisch Handelnden darstellt, bedeutet dies, dass sich der Therapeut der Expertise der MTLA zur Erbringung von Labordiagnostik bedient. Diese Expertise ist also Teil dieser Begründungsverpflichtung, die wie jede therapeutische Entscheidung unter Unsicherheit erbracht wird und dementsprechend krisenhaft ist. Das Handlungsproblem (biomedizinische Validierung von Laborergebnissen sowie die Beratung des klinischen Personals zur Auswahl geeigneter Labortests aufgrund der diagnostischen Fragestellung, der Interpretationshilfe zu vorliegenden Testergebnissen sowie die präanalytische Vorbereitung des Patienten bzw. des jeweiligen Materials) in der biomedizinischen Analytik muss daher als professionalisierungsbedürftig betrachtet werden.

Aus einer machttheoretischen Perspektive ist festzuhalten, dass zwar den MTA-Berufen durch den Gesetzgeber ein Tätigkeitsvorbehalt (wenn auch eingeschränkt) eingeräumt wurde, obgleich der Beleg, dass die Angehörigen dieser Berufsgruppe besonders geeignet sind, d.h. ihr Typ von Wissen für die Problemlösung der geeignete ist, abschließend noch fehlt. Berufe konkurrieren daher zwangsläufig um die Zuständigkeit für ein Problem, d.h. der professionalisierungsbedürftige Beruf MTLA versucht seine Zuständigkeit für das Problem „Expertise zur Labordiagnostik" in Konkurrenz zu anderen Berufsgruppen, d.h. sowohl anderer Assistenzberufe (z.B. BTA, MFA) als auch gegenüber der ärztlichen Profession bzw. klinischen Naturwissenschaftlern zu etablieren. Dabei beabsichtigt die professionalisierungsbedürftige Berufsgruppe ihre Autonomie (gemeint ist die Autonomie zur Generierung der Expertise, nicht der erforderliche

Auftrag/Anforderung zur Erstellung der Expertise) vollständig auszubauen. Solange dieser Nachweis der besonderen Eignung nicht erbracht werden kann, gelingt eine Professionalisierung nicht, d.h. die Berufsgruppe wird dann möglicherweise über den Status der Professionalisierungsbedürftigkeit nicht hinauskommen.

Das Problem, vor das die diagnostisch-technischen Gesundheitsberufe heute stehen, besteht einerseits darin, ihren Professionalisierungs- oder Expertisierungsbedarf glaubhaft zu machen, d.h. sozial zu plausibilisieren, wozu zunächst systematisch betrachtet, geeignete empirische Ergebnisse aus wissenschaftlichen nationalen und internationalen Studien erforderlich sind, andererseits jene Forschungsleistung nicht erbracht werden kann, wenn es an akademischen Fachkräften im Berufsbereich fehlt, die diese große Aufgabe zu bewältigen vermögen. Der Berufsbereich muss daher auf Ergebnisse von Nachbardisziplinen zurückgreifen bzw. andere akademische Disziplinen wie die Gesundheitswissenschaften bemühen, um das eigene Berufsfeld zu beleuchten und einschlägige Forschungsfragen zu bearbeiten. Diesen Spagat zu bewältigen, scheint zunächst möglich, ist aber nicht einfach. Daher muss häufig der zweite Schritt vor dem ersten getan werden, d.h. es müssen im Sinne einer Akademisierung erst eigene Studiengänge z.B. im Rahmen von Modellversuchen für die diagnostisch-technischen Gesundheitsberufe (für MTLA in der biomedizinischen Diagnostik) implementiert werden, bevor die eigentlich erste Frage, die der Definition des professionellen Wissens beantwortet werden kann, deren Klärung überhaupt die Voraussetzung für eine Institutionalisierung von Wissen wäre. Dieser Circulus vitiosus hat zur Folge, dass überhaupt eigene spezifische Fragestellungen im Sinne einer wissenschaftlichen Standortbestimmung wie der Klärung der Bezugswissenschaften, der Definition von Arbeitsinhalten bzw. Kompetenzbeschreibungen oder die Beantwortung der Notwendigkeit einer ggf. eigenen Theoriebildung erst erfolgen kann, wenn Studiengänge an Hochschulen insbesondere an Universitäten etabliert sind. D.h. wenn die Institutionalisierung von Lehre und Forschung an Hochschulen erfolgt ist, können berufsfeldspezifische Forschungsleistungen überhaupt erst erbracht werden, mit denen dann ex post die Berechtigung einer notwendigen akademischen Bildung bewiesen oder widerlegt werden kann.

Professionalisierung führt zwar einerseits dazu, den neuen Aufgabenprofilen und gesellschaftlichen Problemlagen im Sinne professionellen Handelns durch akademisch ausgebildete diagnostisch-technische Gesundheitsberufe gerecht zu werden, andererseits führt die Beschäftigung dieser Experten gleichzeitig zu einer Substitution durch Hilfskräfte insbesondere für so genannte prestigearme Tätigkeiten. Akademisierung, vielleicht sogar Professionalisierung und Expertisierung auf der Steuerungsebene kann also mit einer Deprofessionalisierung auf der Durchführungsebene verbunden sein (für die Pflege z.B. Stemmer 2003).

Die MTLA müssen sich im Professionalisierungsprozess insbesondere über ihre Kernaufgaben bzw. Kernkompetenzen verständigen, die einerseits für ihre professionelle Rolle in der Gesundheitsversorgung essentiell sind und durch welche sie sich von den anderen nicht-professionalisierten wie professionalisierten Berufsgruppen abgrenzen und andererseits einen Tätigkeitsvorbehalt aus Gründen der Gefahrenabwehr und des Patientenschutzes und damit der Qualitätssicherung rechtfertigen. Die Berufsangehörigen müssen hierzu bereit sein, die vollständige Verantwortung für die „Expertise Labordiagnostik" im Sinne der Autonomie zu übernehmen. Wenn also die probate Handlungsroutine selbst in die Krise gerät (wie das Beispiel: Patienten mit sehr schwierigen klinischen Verläufen oder sehr komplexen Krankheitsbildern), muss es dennoch eine Verlässlichkeit in der Expertise geben, d.h. der Experte (MTLA) darf die Generierung der Wissensbasis (Erweiterungsmodus) nicht an eine übergeordnete Instanz (per se) delegieren. Davon losgelöst, ist die Nutzung eines Konsils bei einem Fachkollegen, wenn die eigene Expertise nicht ausreicht. Erfolgt diese verantwortete Übernahme nicht, kann eine Professionalisierung nicht gelingen. Für die soziale Akzeptanz der Zuständigkeit für Expertise „Labordiagnostik" in der Gesellschaft muss darüber hinaus auch die Berufsbezeichnung überdacht werden, denn die Bezeichnung Medizinisch-technische Laboratoriumsassistenz ist gemessen am erforderlichen Wissenskorpus, der Verantwortung und den beschriebenen Entwicklungsperspektiven, aber auch vor dem Hintergrund der Europäisierung, dringend reformbedürftig. Der Begriff Assistenz wird sehr inflationär und unstandardisiert verwendet, sowohl für herausgehobene Tätigkeiten wie für reine Zuarbeiten ohne eigenen Kompetenzbereich. Der Bürger kann nicht ohne weiteres aufgrund der Berufsbezeichnung „Assistentin" den Kompetenzbereich der Person verorten. Es sollte daher eine einheitliche Berufsbezeichnung für den deutschsprachigen Raum gewählt werden, die auch der Eigenverantwortlichkeit in der Berufsausübung gemessen am Kompetenzbereich angemessen ist. Die österreichischen und schweizerischen Berufskollegen haben erst kürzlich mit der Einführung von Studiengängen für das Handlungsfeld der biomedizinischen Analytik die Berufsbezeichnung der „MTA" in Anlehnung an den internationalen Sprachgebrauch „Biomedical Laboratory Science" abgelöst durch die neue Berufsbezeichnung „Biomedizinische/r Analytiker/-in".

Die Berufsangehörigen benötigen neben den fachlichen Anforderungen einer methodischen, medizinischen und technologischen Kompetenz zunehmend auch so genannte überfachliche Kompetenzen, ohne die eine effektive, effiziente und zielgerichtete Erledigung der Laborarbeit nicht möglich ist. Die vorliegenden Untersuchungsergebnisse zeigen, dass die Berufsangehörigen durch die MTLA-Ausbildung zwar solides Basiswissen erwerben, aber zukünftig insbesondere besser qualifiziert werden müssen, sich selbständig neues Wissen und Können im Sinne eines lebenslangen Lernprozesses anzueignen und in die Lage versetzt werden, ihr eigenes Potential zu erkennen und daraus zu schöpfen. Das bezieht sich sowohl auf die Fähigkeit, eigenständig neue externe Evidence erkennen, herstellen, beurteilen und nutzen zu können, um die professionalisierungsbedürftigen Handlungsaufgaben auch verantwortungsbewusst und qualitativ hochwertig bewältigen zu können. Hier wird der größte Entwicklungsbedarf gesehen.

Der Erwerb von Qualifikationen und Kompetenzen führt zwar nicht automatisch zum Abbau professionspolitischer Barrieren, eine kompetente Antwort auf beruflich zu lösende Probleme ist jedoch Voraussetzung für berufsständische Forderungen, die sich auf professionsspezifische Kompetenzen und Entscheidungsspielräume, gesellschaftlichen Einfluss oder pekuniäre Aspekte einer Berufsgruppe beziehen. *„Das professionelle Handeln allein macht zwar noch nicht die ganze Professionalisierung aus, es ist jedoch ihr Herzstück."* (Zoege 2004, S. 252) Daher wird zukünftig entscheidend sein, inwieweit die Darstellungskompetenz des Berufsverbandes entwickelt ist, die Wahrnehmung des Berufs als wichtigen Akteur in der Gesundheitsversorgung durch eine gezielte Öffentlichkeitsarbeit zu verbessern, damit eine Professionalisierung im Kampf zwischen den vielen Interessen gelingen kann.

Ungelöst ist derzeit noch die Art und Weise der Institutionalisierung der Vermittlung der Kompetenzen sowie die Produktion von Wissen im Sinne der Elaborierung externer Evidence, d.h. Verortung von Forschung und Lehre in biomedizinischer Analytik, im Professionalisierungsprozess. Geleitet vom Grundgedanken einer Ausbildungsreform wird die sukzessive Einführung konsekutiver Bachelor-, Master- und Promotionsstudiengänge an Hochschulen zur Diskussionsgrundlage für eine strukturelle Neuorientierung des Bildungsbereiches im Gesundheitswesen auch für die diagnostisch-technischen Gesundheitsberufe (Kachler 2003a, c). Dabei darf eine Ausbildungsreform auch im Bereich der diagnostisch-technischen Gesundheitsberufe auf keinen Fall von den Entwicklungen der anderen Gesundheitsberufe getrennt betrachtet und angegangen werden. So führt Monika Zoege (2004, S. 292) in ihren Reformvorschlägen zur Hebammenausbildung aus: *„Die Befähigung zum professionellen Handeln impliziert nicht nur ein höheres Ausbildungsniveau, sondern auch Arbeitsbedingungen, die das beschriebene Arbeitsbündnis mit den Klienten ermöglichen und fördern. Hierbei ist an organisatorische Rahmenbedingungen ebenso zu denken wie an die mul-*

tiprofessionelle Zusammenarbeit mit ÄrztInnen und anderen Gesundheitsfachberufen." Die Akademisierung ist daher kein hinreichendes Element im Professionalisierungsprojekt, aber ein notwendiges. Die Chancen, den Professionalisierungsprozess verbunden mit einer Steigerung der Anerkennung, Handlungskompetenz und Eigenständigkeit positiv zu befördern, sind aus heutiger Sicht sicher günstig. Das Gelingen hängt aber auch zu einem großen Teil davon ab, inwieweit die Berufsgruppe in der Lage ist, die Professionalisierungsbedürftigkeit ihres Handlungsproblems auch sozial zu plausibilisieren. Ein solcher Prozess kann allerdings auch auf Deprofessionalisierung (z.B. „Zweiklassen-MTLA": fachschulisch ausgebildete MTLA für die Routinetätigkeiten vs. hochschulisch ausgebildete MTLA für Führungsaufgaben) hinauslaufen, wenn der Dialog zwischen Berufspraktikern, Berufsverbänden und Hochschulen nicht gelingt. Der differenzierten beruflichen Leistungsanforderung und dem Erwerb unterschiedlicher Handlungskompetenzen soll durch ein gestuftes und transparentes Ausbildungssystem von schulischer und akademischer Bildung nachgekommen werden, d.h. die verschiedenen Kompetenzebenen müssen herausgearbeitet, beschrieben sowie die entsprechenden Qualifikationen abgeleitet werden (Kachler 2007a, S. 73ff).

Welchen Einfluss diese Entwicklung auf die geleistete diagnostische Qualität und ihre Nutzung für die Patientenversorgung haben wird, bleibt noch zu evaluieren. Der Drang zur Akademisierung der diagnostisch-technischen Gesundheitsberufe (auch der MTLA) bringt den Patienten nur einen Nutzen, wenn die Handlungsprobleme erkannt, analysiert und in der Folge im Arbeitsbündnis mit den Patienten bzw. in der multiprofessionellen Zusammenarbeit besser bewältigt werden. Der Titel allein - als Weg der modernen „Nobilitierung" - bringt das nicht.

7 Literatur- und Quellenverzeichnis

1. Gesetz über Technische Assistenten in der Medizin (MTA-Gesetz) vom 2. August 1993, BGBl. I S. 1402, 1994.

2. Ausbildungs- und Prüfungsverordnung für technische Assistenten in der Medizin (MTA-APrV) vom 25. April 1994, BGBl. I S. 922, 1994.

3. Abicht L, Schlicht E, Schumann U: Ermittlung von Trendqualifikationen im Bereich der Nanotechnologie. Zwischenbericht Untersuchungscluster Nanobiotechnologie und Nanoanalytik. Institut für Strukturpolitik und Wirtschaftsförderung Halle-Leipzig e.V. (isw), Halle, 2004.

4. Atteslander P: Methoden der empirischen Sozialforschung. Walter de Gruyter, Berlin und NewYork, 2003.

5. Bachmann A, Dienstl K, Feirer M, Kraxberger MA, Legat L, Mühlberger M, Neuhauser D, Oberndorfer U, Peinbauer C, Reder M, Roth A, Schindlecker-Skrivanek C, Schwarzenberger M, Wagner G, Weese D: Perspektiven zur Strukturreform in Oberösterreich 2005 aus Sicht ausgewählter Gesundheitsberufe. Akademie für Gesundheitsberufe (gespag), Linz, 2006.

6. Bals T (1995) Gesundheitsfachberufe im Wandel. Kölner Zeitschrift für Wirtschaft und Pädagogik 10: 67-80.

7. Bals T, Sieger M, Kachler M: Entwicklung, Erprobung und Evaluierung übergreifender Qualitätskriterien als Rahmenkonzept für die Ausbildung und für Studiengänge der Gesundheitsberufe. Technische Universität Dresden, Dresden, 2006.

8. Bartels U (1998) Genehmigungspflicht für Arbeiten mit Krankheitserregern durch medizinisch-technische Assistenten. Urteil des VG Stuttgart vom 02.12.1997. Az: 4 K 1648/97. Medizinrecht 16: 425-426.

9. Bartels U (1999) Arbeiten mit Krankheitserregern durch MTA. Urteil des VGH Bad.-Württ. vom 24.11.1998. Az: 1 S 1689/98. Medizinrecht 17: 283-284.

10. Becker M: Personalentwicklung. Schäfer Poeschel Verlag, Stuttgart, 2005.

11. Behrens J: Schicksal, Leistungsgerechtigkeit und Bedarfsgerechtigkeit. Ungleichheit in der Gesundheit und die Trennbarkeit von Geltungssphären politischer Strategien. In: Helmert U, Bammann K, Voges W, Müller R (Hrsg): Müssen Arme früher sterben? Soziale Ungleichheit und Gesundheit in Deutschland. Juventa Verlag, Weinheim und München, 2000, S. 59-69.

12. Behrens J (2002) Inklusion durch Anerkennung. Chronische Krankheit, das Veralten der Indikatoren sozialer Ungleichheit und die Herausforderungen an die Pflege und anderer Gesundheitsberufe. Österreichische Zeitschrift für Soziologie 27: 23-41.

13. Behrens J, Langer G: Evidence-based Nursing. Vertrauensbildende Entzauberung der Wissenschaft. Verlag Hans Huber, Bern, 2004.

14. Benner P: Stufen der Pflegekompetenz. Verlag Hans Huber, Bern, 1994.

15. Benner P, Tanner CA, Chesia CA: Pflegeexperten. Pflegekompetenz, klinisches Wissen und alltägliche Ethik. Verlag Hans Huber, Bern, 2000.

16. Blättner B, Georgy S: Qualifizierungsbedarf der Gesundheitsfachberufe: Verantwortung für eigene Entscheidungen übernehmen können. In: Matzick S (Hrsg): Qualifizierung in den Gesundheitsberufen. Juventa Verlag, Weinheim und München, 2008, S. 159-178.

17. Blum K, Grohmann J: Weiterentwicklung der nicht-ärztlichen Heilberufe am Beispiel der technischen Assistenzberufe im Gesundheitswesen. Deutsches Krankenhausinstitut, Düsseldorf, 2009.

18. Bollinger H, Gerlach A: Professionalität als Kompetenz und Element der Qualitätssicherung in den Gesundheitsberufen. In: Matzick S (Hrsg): Qualifizierung in den Gesundheitsberufen. Juventa Verlag, Weinheim und München, 2008, S. 139-158.

19. Bollinger H, Gerlach A, Pfadenhauer M: Soziologie und Gesundheitsberufe. In: Bollinger H, Gerlach A, Pfadenhauer M (Hrsg): Gesundheitsberufe im Wandel. Soziologische Beobachtungen und Interpretationen. Mabuse-Verlag, Frankfurt am Main, 2005, S. 7-12.

20. Bruhn HD, Fölsch UR: Interpretation von Laborergebnissen. In: Bruhn HD, Fölsch UR (Hrsg): Lehrbuch der Labormedizin. Schattauer, Stuttgart, 1999, S. 14-15.

21. Bundesagentur für Arbeit (2010): BerufeNet: Berufsinformation Medizinisch-technische/r Laboratoriumsassistent/in. http://berufenet.arbeitsagentur.de/berufe/index.jsp (Letzter Zugriff am 26.04.2010).

22. Bundesärztekammer (2008) Richtlinie der Bundesärztekammer zur Qualitätssicherung laboratoriumsmedizinischer Untersuchungen. Deutsches Ärzteblatt 105: A341-A355.

23. Bundesministerium für Bildung und Forschung (BMBF): Berufsbildungsbericht 1999, 1999.

24. Bundesministerium für Bildung und Forschung (BMBF): Berufsbildungsbericht 2002, 2002.

25. Bundesministerium für Bildung und Forschung (BMBF): Berufsbildungsbericht 2003, 2003.

26. Bundesverwaltungsgericht (BVerwG) (1999): Beschluss des Bundesverwaltungsgerichts vom 23.12.1999, Az: BVerwG 3 B 29.99.

27. Büschges G: Professionalisierung. In: Fuchs-Heinritz W, Lautmann R, Rammstedt O, Wienold H (Hrsg): Lexikon der Soziologie. VS Verlag für Sozialwissenschaften, Wiesbaden, 2007.

28. Calvert MA: The Mechanical Engineer in America 1830 – 1910. John Hopkins University Press, Baltimore, 1967.

29. Combe A, Helsper W: Pädagogische Professionalität. Historische Hypotheken und aktuelle Entwicklungstendenzen. In: Combe A, Helsper W (Hrsg): Pädagogische Professionalität. Suhrkamp Verlag, Frankfurt am Main, 1996, S. 9-48.

30. Daheim H: Der Beruf in der modernen Gesellschaft. Versuch einer soziologischen Theorie beruflichen Handelns. Verlag Kiepenheuer & Witsch, Köln, 1967.

31. Daheim H: Zum Stand der Professionssoziologie. Rekonstruktion machttheoretischer Modelle der Profession. In: Dewe B, Ferchhoff W, Radtke F-O (Hrsg): Erziehen als Profession. Zur Logik professionellen Handelns in pädagogischen Feldern. Verlag Leske + Budrich, Opladen, 1992, S. 21-35.

32. Daheim H, Schönbauer G: Soziologie der Arbeitsgesellschaft. Juventa, Weinheim und München, 1993.

33. Deutscher Verband Technischer Assistentinnen und Assistenten in der Medizin e.V. (2010): Ausbildungsempfehlung Medizinisch-technische/r Laboratoriumsassistent/-in (MTLA). Hamburg.

34. Deutscher Verband Technischer Assistentinnen und Assistenten in der Medizin e.V. (2004): Katalog der Kompetenzen und Fachspezifischen Tätigkeiten Technischer Assistenten/Innen - Fachrichtung Laboratoriumsmedizin. Hamburg.

35. Deutscher Verband Technischer Assistentinnen und Assistenten in der Medizin e.V. (2005): dvta fordert MTA-Berufsabschlüsse nach europäischem Standard (Pressemitteilung vom 01.07.2005).

36. Deutscher Verband Technischer Assistentinnen und Assistenten in der Medizin e.V. (2006): dvta sieht Technisierung als größte Herausforderung im Gesundheitswesen des 21. Jahrhunderts (Pressemitteilung vom 01.09.2006).

37. Deutscher Verband Technischer Assistentinnen und Assistenten in der Medizin e.V. (2007): Harmonisierung bei Gesundheitsberufen: dvta fordert europaweite Gleichstellung von MTA (Pressemitteilung vom 27.04.2007).

38. Deutsches Institut für Normung e.V. (DIN): Medizinische Laboratorien - Besondere Anforderungen an die Qualität und Kompetenz (ISO 15189:2003). Deutsche Fassung EN ISO 15189:2003. Beuth-Verlag, Berlin, 2003.

39. Dewe B: Professionsverständnisse - eine berufssoziologische Betrachtung. In: Pundt J (Hrsg): Professionalisierung im Gesundheitswesen. Verlag Hans Huber, Bern, 2006, S. 23-35.

40. Döhler M: Die Regulierung von Professionsgrenzen - Struktur und Entwicklungsdynamik von Gesundheitsberufen im internationalen Vergleich. Campus-Verlag, Frankfurt/Main, 1997.

41. Dudenredaktion: Das große Fremdwörterbuch. Bibliographisches Institut, Mannheim, 2007.

42. Dunn V, Crichton N, Roe B, Seers K, Williams K (1998) Using research for practice: a UK experience of the BARRIERS Scale. Journal of Advanced Nursing 27: 1203-1210.

43. Fiedler GM, Thiery J (2004) Der "fehlerhafte" Laborbefund. Teil 1: Fehlerquellen der prä- und postanalytischen Phase. Internist 45: 315-331.

44. Flick U: Triangulation. VS Verlag für Sozialwissenschaften, Wiesbaden, 2004a.

45. Flick U: Triangulation in der qualitativen Forschung. In: Flick U, Kardoff Ev, Steinke I (Hrsg): Qualitative Forschung. Ein Handbuch. Rowohlt Taschenbuchverlag, Reinbek, 2004b, S. 309-318.

46. Flick U, Kardoff Ev, Steinke IH: Qualitative Forschung. Ein Handbuch. Rowohlt Taschenbuchverlag, Reinbek, 2004.

47. Friedrich U-J (2004) Anmerkung von Dr. Friedrich, Rechtsanwalt, Justiziar des dvta zum Beitrag "Ein Traum von Selbständigkeit". MTA-Dialog 5: 205.

48. Gässler N (2007) MTLA mit ärztlichen Tätigkeiten. Chance oder Flop? Management & Krankenhaus 26: 25.

49. Gässler N (2009) Analysieren und validieren inmitten der Kommerzialisierung. Das medizinisch-diagnostische Laboratorium: ein "Auslaufmodell"? Management & Krankenhaus 28: 43.

50. Geyer S: Forschungsmethoden in den Gesundheitswissenschaften. Juventa Verlag, Weinheim und München, 2003.

51. Göpel E, Hölling G, Schmitthals F: Sozialer Wandel und Veränderungen gesundheitsbezogener Berufsbilder - Konsequenzen für die Ausbildung in den Gesundheitsberufen. Hochschule Magdeburg-Stendal, FB Sozial- und Gesundheitswesen, Magdeburg, 2004.

52. Hartmann H: Arbeit, Beruf, Profession. In: Luckmann T, Sprondel WM (Hrsg): Berufssoziologie. Verlag Kiepenheuer & Witsch, Köln, 1972, S. 36-52.

53. Heinze RG, Fox K, Hilbert J, Schalk C: Regionale Innovations- und Qualifizierungsstrategien in der Medizintechnik. Hans-Böckler-Stiftung, Bochum, 2007.

54. Hesse H-A: Berufe im Wandel. Ferdinand Enke Verlag, Stuttgart, 1972.

55. Hilbert J, Evans M: Die Auswirkungen institutioneller Rahmenbedingungen an den individuellen und betrieblichen Qualifizierungsbedarf am Beispiel der Gesundheitswirtschaft. Institut für Arbeit und Technik (IAT) im Wissenschaftszentrum NRW, Gelsenkirchen, 2003.

56. Hitzler R: Wissen und Wesen der Experten. In: Hitzler R, Honer A, Maeder C (Hrsg): Expertenwissen. Westdeutscher Verlag, Opladen, 1994, S. 13-31.

57. Hitzler R, Honer A, Maeder C: Expertenwissen. Die institutionalisierte Kompetenz zur Konstruktion von Wirklichkeit. Westdeutscher Verlag, Opladen, 1994.

58. Hohner HU: Professioneller Wandel in der Medizin als Herausforderung für die psychologische Eignungsdiagnostik. In: Hildebrand-Nilshon M, Hoff EH, Hohner HU (Hrsg): Berichte aus dem Bereich "Arbeit und Entwicklung" des Instituts für Arbeits-, Organisations- und Gesundheitspsychologie der Freien Universität Berlin (Bericht 11). Freie Universität Berlin, Berlin, 1997.

59. Hortsch H, Schubert B: Zwischenbericht zum Forschungs- und Entwicklungsauftrag "BioBildungSachsen - Integration neuer Technologien". Fakultät Erziehungswissenschaften, Technische Universität Dresden, Dresden, 2003.

60. Huber S: MTRA und Radiographer - gemeinsame Perspektive in Europa? Netzwerk HENRE für die Radiographie-Ausbildung. In: Kachler M, Stumpe S, Schmidt G, Artelt A, Titz B, Ohmstede A (Hrsg): Quo vadis, MTA? - Ein Beruf auf dem Prüfstand. Zur Ausbildungsreform und Professionalisierung der diagnostisch-technischen Gesundheitsberufe in Deutschland. Mensch & Buch Verlag, Berlin, 2005, S. 61-71.

61. Hufnagl A: Der lange Weg. Kann die europäische Integration zur Berufs- und Ausbildungsentwicklung der diplomierten Medizinisch-technischen Analytikerin beitragen? Fakultät für Human- und Sozialwissenschaften der Universität Wien, Wien, 2001.

62. Hutwelker M, Schützler M: Zum Problem der Professionalisierungsbedürftigkeit pflegerischen Handelns - Eine fallrekonstruktive Exploration (Magisterarbeit). Johann-Wolfgang-Goethe-Universität, Frankfurt am Main, 2003.

63. Kachler M (2002) Akademisierung der Gesundheitsberufe. MTA-Dialog 3: 903-906.

64. Kachler M: Akademisierung des Berufsfeldes der Medizinisch-technischen Assistenz - Entwicklung eines innovativen Weiterbildungskonzeptes. Fachbereich Sozial- und Gesundheitswesen der Hochschule Magdeburg-Stendal, Magdeburg, 2003a.

65. Kachler M: Professionalisierung durch Akademisierung. Qualifikationsanforderungen und -entwicklungen im Berufsfeld der Medizinisch-technischen Assistenz. In: Kachler M (Hrsg): Raus aus der Bildungssackgasse. Entwicklungsperspektiven und Innovationen für das Berufsfeld der Medizinisch-technischen Assistenz in Deutschland. Mensch & Buch Verlag, Berlin, 2003b, S. 1-25.

66. Kachler M: Raus aus der Bildungssackgasse. Entwicklungsperspektiven und Innovationen für das Berufsfeld der Medizinisch-technischen Assistenz in Deutschland. Mensch & Buch Verlag, Berlin, 2003c.

67. Kachler M (2004) Ein Traum von Selbständigkeit. Rechtliche Betrachtungen zur freiberuflichen Tätigkeit als MTA. MTA-Dialog 5: 203-205.

68. Kachler M: Vorstellungen einer künftigen Lehrerbildung für das Berufsfeld Gesundheit - das konsekutive Masterstudium Health Professions Education. In: Kachler M, Stumpe S, Schmidt G, Artelt A, Titz B, Ohmstede A (Hrsg): Quo vadis, MTA? - Ein Beruf auf dem Prüfstand. Zur Ausbildungsreform und Professionalisierung der diagnostisch-technischen Gesundheitsberufe in Deutschland. Mensch & Buch Verlag, Berlin, 2005, S. 91-121.

69. Kachler M (2006a) Validation von Laborergebnissen. MTA-Dialog 7: 668-672.

70. Kachler M (2006b): Was kontrolliert eigentlich die Qualitätskontrolle? - Das Problem des Assessments im labordiagnostischen Prozess am Beispiel des Point-of-Care Testings (POCT). Institut für Gesundheits- und Pflegewissenschaft der Martin-Luther-Universität, Halle, 2006b.

71. Kachler M: Qualifikationsforschung zum Handlungsfeld der biomedizinischen Analytik. Weißensee-Verlag, Berlin, 2007a.

72. Kachler M (2007b) Zwischen Anspruch und Wirklichkeit. MTA auf dem Weg zur Akademisierung und Professionalisierung. MTA-Dialog 8: 834-837.

73. Kachler M (2009) Akademisierung und Professionalisierung des Berufsbildes MTA. MTA-Dialog 10: 27-32.

74. Kachler M, Behrens J: Professionalisierung oder Expertisierung der diagnostisch-technischen Gesundheitsberufe - Mythos oder realistische Perspektive? In: Kachler M, Stumpe S, Schmidt G, Artelt A, Titz B, Ohmstede A (Hrsg): Quo vadis, MTA? - Ein Beruf auf dem Prüfstand. Zur Ausbildungsreform und Professionalisierung der diagnostisch-technischen Gesundheitsberufe in Deutschland. Mensch & Buch Verlag, Berlin, 2005, S. 1-45.

75. Kälble K: Entwicklung der Studiengänge im Bereich Gesundheit. Entwicklung von Studium und Praxis in den Sozial- und Gesundheitsberufen. Hochschule Niederrhein, Fachbereich Sozialwesen, Mönchengladbach, 2002, S. 119-140.

76. Kälble K: Modernisierung durch wissenschaftsorientierte Ausbildung an Hochschulen. Zum Akademisierungs- und Professionalisierungsprozess der Gesundheitsberufe in Pflege und Therapie. In: Bollinger H, Gerlach A, Pfadenhauer M (Hrsg): Gesundheitsberufe im Wandel. Mabuse Verlag, Frankfurt am Main, 2005, S. 31-54.

77. Kälble K: Gesundheitsberufe unter Modernisierungsdruck - Akademisierung, Professionalisierung und neue Entwicklungen durch Studienreform und Bologna-Prozess. In: Pundt J (Hrsg): Professionalisierung im Gesundheitswesen. Verlag Hans Huber, Bern, 2006, S. 213-233.

78. Kälble K: Die Gesundheitsfachberufe im Akademisierungsprozess: Aktuelle Entwicklungen und Problemfelder ihrer Höherqualifizierung. In: Matzick S (Hrsg): Qualifizierung in den Gesundheitsberufen. Juventa, Weinheim und München, 2008, S. 195-212.

79. Kälble K, Reschauer G (2002) Wandel der Berufsbilder und Qualifikationsanforderungen in den Gesundheitsberufen. Public Health Forum 10: 2-4.

80. Kelle U, Erzberger C: Qualitative und quantitative Methoden: kein Gegensatz. In: Flick U, Kardoff Ev, Steinke I (Hrsg): Qualitative Forschung. Ein Handbuch. Rowohlt Taschenbuchverlag, Reinbek, 2004, S. 299-308.

81. Keyl E: Projektmanagement als Beruf? Zu Prozessen und Strategien der Profilierung einer neuen Organisationsfunktion. Eberhard-Karls-Universität Tübingen, Dissertation an der Fakultät für Sozial- und Verhaltenswissenschaften, Tübingen, 2007.

82. Kirchberger S: Medizinisch-technische Assistenz in der Gesundheitsversorgung. Zur Berufsgeschichte der MTA. Campus Verlag, Frankfurt am Main, 1986.

83. Kirchhoff S, Kuhnt S, Lipp P, Schlawin S: Der Fragebogen. Datenbasis, Konstruktion und Auswertung. Verlag Leske und Budrich, Opladen, 2003.

84. Knoop J (2004) Labormedizin: Outsourcing notwendig. Deutsches Ärzteblatt 101: A-1226.

85. Krampe E: Emanzipation durch Professionalisierung? Akademisierung des Frauenberufs Pflege in den 1990er Jahren: Erwartungen und Folgen. Mabuse-Verlag, Frankfurt am Main, 2009.

86. Kraus K, Müller S, Gonon P: Gesundheitsberufe in der Grenzregion. Eine international-vergleichende Regionalstudie zur beruflichen Bildung. IKO-Verlag für Interkulturelle Kommunikation, Frankfurt/Main, 2004.

87. Kromrey H: Empirische Sozialforschung. Verlag Leske und Budrich, Opladen, 2002.

88. Kurtenbach H, Neumann C, Schramm H: Gesetz über Technische Assistenten in der Medizin - MTAG mit Ausbildungs- und Prüfungsverordnung für Technische Assistenten in der Medizin - Kommentar. Kohlhammer Verlag, Stuttgart, 1995.

89. Kurtz T: Das professionelle Handeln und die Wissensberufe. In: Pfadenhauer M (Hrsg): Professionelles Handeln. VS Verlag für Sozialwissenschaften, Wiesbaden, 2005, S. 243-252.

90. Lamnek S: Qualitative Sozialforschung. Beltz Verlag PVU, Weinheim und Basel, 2005.

91. Larson MS: The Rise of Professionalism. A Sociological Analysis. University of California Press, Berkeley, 1977.

92. Lundgreen P (2002) Akademisierung - Professionalisierung - Verwissenschaftlichung. Gesichte in Wissenschaft und Unterricht 53: 678-687.

93. Maiwald KO: Professionalisierung im modernen Berufssystem. Das Beispiel der Familienmediation. VS Verlag für Sozialwissenschaften, Wiesbaden, 2004.

94. Mayer HO: Interview und schriftliche Befragung. Oldenbourg Wissenschaftsverlag, München, 2004.

95. Meifort B: Die "weichen Fakten": Früherkennung von Qualifikationsentwicklungen in den personenbezogenen und sozialen Dienstleistungen - qualitative Befunde. Gesundheitsberufe: Alles "Pflege" - oder was? Personenbezogene Dienstleistungsberufe - Qualifikationsentwicklungen, Strukturveränderungen, Paradigmenwechsel. W. Bertelsmann Verlag, Bielefeld, 2002, S. 43-56.

96. Meuser M, Nagel U: Experteninterviews - vielfach erprobt - wenig bedacht. In: Garz D, Kraimer K (Hrsg): Qualitativ-empirische Sozialforschung. Westdeutscher Verlag, Opladen, 1991, S. 441-468.

97. Meuser M, Nagel U: Das Experteninterview - Wissenssoziologische Voraussetzungen und methodische Durchführung. In: Friebertshäuser B, Prengel A (Hrsg): Handbuch qualitative Forschungsmethoden in der Erziehungswissenschaft. Juventa Verlag, Weinheim und München, 1997, S. 481-491.

98. Michelsen A (2007) Warum MTA ärztliche Tätigkeiten übernehmen sollten. Management & Krankenhaus 26: 20.

99. Mieg HA: Problematik und Probleme der Professionssoziologie. In: Mieg HA, Pfadenhauer M (Hrsg): Professionelle Leistung - Professional Performance. UVK Verlagsgesellschaft, Konstanz, 2003, S. 11-46.

100. Mieg HA: Professionalisierung. In: Rauner F (Hrsg): Handbuch der Berufsbildungsforschung. Bertelsmann, Bielefeld, 2005, S. 342-349.

101. Nicholson M: The Training and Education of Biomedical Scientist in the United Kingdom. In: Kachler M, Stumpe S, Schmidt G, Artelt A, Titz B, Ohmstede A (Hrsg): Quo vadis, MTA? - Ein Beruf auf dem Prüfstand. Mensch & Buch Verlag, Berlin, 2005, S. 47-52.

102. Nittel D: Von der Mission zur Profession. Bertelsmann, Bielefeld, 2000.

103. Oevermann U: Theoretische Skizze einer revidierten Theorie professionellen Handelns. In: Combe A, Helsper W (Hrsg): Pädagogische Professionalität. Untersuchungen zum Typus pädagogischen Handelns. Suhrkamp Verlag, Frankfurt am Main, 1996, S. 70-182.

104. Österreichischer Berufsverband der Diplomierten Medizinisch-technischen Analytiker/innen (ÖBV-MTA): Berufsprofil der/des diplomierten Medizinisch-technischen Analytikerin/Analytikers. Wien, 2003.

105. Österreichisches Bundesinstitut für Gesundheitswesen (ÖBIG): Berufsprofil der/des diplomierten Radiologisch-technischen Assistentin/Assistent. Wien, 2003.

106. Pfadenhauer M: Professionalität. Eine wissenssoziologische Rekonstruktion institutionalisierter Kompetenzdarstellungskompetenz. VS Verlag für Sozialwissenschaften, Wiesbaden, 2003.

107. Pfadenhauer M: Die Definition des Problems aus der Verwaltung der Lösung - Professionelles Handeln revisted. In: Pfadenhauer M (Hrsg): Professionelles Handeln. VS Verlag für Sozialwissenschaften, Wiesbaden, 2005, S. 9-22.

108. PROSPECT Arbeitsamt Wesel: Regionale Arbeitsmarktuntersuchung zum Personal- und Qualifizierungsbedarf im Arbeitsamtsbezirk Kleve / Wesel. Branchenbericht Gesundheits- und Sozialwesen sowie Fitness und Wellness. Wesel, 2001.

109. Pundt J: Professionalisierung im Gesundheitswesen. In: Pundt J (Hrsg): Professionalisierung im Gesundheitswesen. Verlag Hans Huber, Bern, 2006, S. 7-22.

110. Rabe-Kleberg U: Professionalität und Geschlechterverhältnis. Oder: Was ist "semi" an traditionellen Frauenberufen? In: Combe A, Helsper W (Hrsg): Pädagogische Professionalität. Untersuchungen zum Typus pädagogischen Handelns. Suhrkamp Verlag, Frankfurt am Main, 1996, S. 276-302.

111. Raps W, Melzer W: Gesetz über technische Assistenten in der Medizin mit Ausbildungs- und Prüfungsverordnung (Kommentar). Reha-Verlag, Remagen, 2002.

112. Riegl, Gerhard F. (2009): MTA-Studie 2009. Enquete zu Selbstbild und Zukunfts-Chancen der Berufsgruppe.

113. Robert Bosch Stiftung: Pflege neu denken. Zur Zukunft der Pflegeausbildung. Schattauer Verlag, Stuttgart, 2000.

114. Saxer S (2002) Transfer von Forschungsergebnissen in die Praxis - Hemmende und fördernde Faktoren. PR-Internet 4: 17-23.

115. Schade H-J: Qualifikationsanforderungen der Betriebe an neue Mitarbeiter/-innen im Berufsfeld Gesundheit/Wellness (ohne akademische Berufe). Bundesinstitut für Berufsbildung, Bonn, 2003.

116. Schämann A: Akademisierung und Professionalisierung der Physiotherapie: Der studentische Blick auf die Profession. Philosophische Fakultät IV der Humboldt-Universität zu Berlin, Berlin, 2005.

117. Schmeiser M (2006) Soziologische Ansätze der Analyse von Professionen, der Professionalisierung und des professionellen Handelns. Soziale Welt 57: 295-318.

118. Schütz A: Das Problem der Relevanz. Suhrkamp Verlag, Frankfurt am Main, 1971.

119. Schütz A, Luckmann T: Strukturen der Lebenswelt. UVK Verlagsgesellschaft, Konstanz, 2003.

120. Schütz A, Parsons T: Zur Theorie sozialen Handelns. Suhrkamp Verlag, Frankfurt am Main, 1977.

121. Sinclair HC (1991) Akademisch ausgebildete Krankenschwestern im Vereinigten Königreich: Mythos und Realität. Pflege 4: 25-30.

122. Speicher CE: Evidenzbasierte Labordiagnostik. Verlag Hans Huber, Bern, 2001.

123. Sprondel WM: "Experte" und "Laie": Zur Entwicklung von Typenbegriffen in der Wissenssoziologie. In: Schütz A, Sprondel WM, Grathoff R (Hrsg): Alfred Schütz und die Idee des Alltags in den Sozialwissenschaften. Ferdinand Enke Verlag, Stuttgart, 1979, S. 140-154.

124. Stamm D, Büttner J: Beurteilung klinisch-chemischer Analysenergebnisse. In: Greiling H, Gressner AM (Hrsg): Lehrbuch der Klinischen Chemie und Pathobiochemie. Schattauer Verlagsgesellschaft, Stuttgart, 1995, S. 72-95.

125. Stehr N: Arbeit, Eigentum und Wissen. Zur Theorie von Wissensgesellschaften. Suhrkamp Verlag, Frankfurt am Main, 1994.

126. Stemmer R: Professionalisierung der Pflegearbeit durch Kooperation von Pflegewissenschaft und Pflegepraxis. In: Vereinigte Dienstleistungsgewerkschaft (ver.di) e.V.-Bundesverwaltung (Hrsg): Professionalisierung der Pflege und Pflegebildung - Mythos oder realistische Perspektive? (Tagungsband der zweiten bundesweiten Fachtagung für Lehrerinnen und Lehrer der Pflege am 4. Juni 2003)., Berlin, 2003.

127. Stichweh R: Professionalisierung, Ausdifferenzierung von Funktionssystemen,Inklusionen. Betrachtungen aus systemtheoretischer Sicht. In: Dewe B, Ferchhoff W, Radtke F-O (Hrsg): Erziehen als Profession. Verlag Leske und Budrich, Opladen, 1992, S. 36-48.

128. Thomas L: Analytik, analytische Beurteilung und klinische Bewertung von Laborbefunden. In: Lothar Thomas (Hrsg): Labor und Diagnose: Indikation und Bewertung von Laborbefunden für die medizinische Diagnostik. TH-Books Verlagsgesellschaft, Frankfurt, 2005a, S. 1974-1985.

129. Thomas L: Laborbefund. In: Lothar Thomas (Hrsg): Labor und Diagnose: Indikationen und Bewertung von Laborbefunden für die medizinische Diagnostik. TH-Books Verlagsgesellschaft, Frankfurt, 2005b, S. 1965.

130. Thüringer Kultusministerium: Thüringer Lehrplan für berufsbildende Schulen. Schulform: 3-jährige Höhere Berufsfachschule. Beruf: Medizinisch-technische Laboratoriumsassistenz., Erfurt, 2001.

131. Wagner V, Wechsler D: Nanobiotechnologie II: Anwendungen in der Medizin und Pharmazie. Technologieanalyse. VDI Technologiezentrum GmbH, Düsseldorf, 2004.

132. Walkenhorst U, Klemme B: Kompetenzentwicklung und Qualifizierung in der Ergo- und Physiotherapie. In: Matzick S (Hrsg): Qualifizierung in den Gesundheitsberufen. Juventa Verlag, Weinheim und München, 2008, S. 179-194.

133. Wilensky HL: Jeder Beruf eine Profession? In: Luckmann T, Sprondel WM (Hrsg): Berufssoziologie. Verlag Kiepenheuer & Witsch, Köln, 1972, S. 198-215.

134. Willke H (1998) Organisierte Wissensarbeit. Zeitschrift für Soziologie 27: 161-177.

135. Ziervogel H (2003) Die eigene Situation begreifen - Point-of-Care-Testing (POCT) - Vom Umgang mit den Daten (1). MTA-Dialog 5: 99-101.

136. Zoege M: Die Professionalisierung des Hebammenberufs. Anforderungen an die Ausbildung. Verlag Hans Huber, Bern, 2004.

8 Anhang

A) Fragebogen (entspricht nicht der Originalformatierung)

1. Ihr Alter: _____ Jahre   2. Jahr Ihres MTA-Examens: _____

3. PLZ Ihrer <u>Klinik</u>adresse: _____ (dient nur zur Clusteranalyse!)

4. **Ihr höchster erreichter Schulabschluss:**

○ Erweiterter Hauptschulabschluss   ○ Mittlere Reife

○ Fachhochschulreife (FHR)

○ Fachgebundene Hochschulreife (fgHR)   ○ Abitur

5. **Auf welchen labordiagnostischen Teilgebieten sind Sie tätig:**
(Mehrfachangaben möglich)

○ Klinische Chemie   ○ Hämatologie

○ Hämostasiologie   ○ Notfalldiagnostik

○ Immunologie/Serologie   ○ Endokrinologie/Hormonlabor

○ Immunhämatologie/Blutgruppenserologie/Transfusionsmedizin

○ Zytogenetik   ○ Nuklearmedizin (RIA-Labor)

○ Molekulare Diagnostik   ○ Sonstige: _____

6. **Wo liegt der Schwerpunkt Ihrer Tätigkeit** (z.B. hämatologische Diagnostik, Qualitätsmanagement, Systemadministration, Leitung/Management, …)? _____

7. Haben Sie arbeitsplatzbedingt direkten Kontakt zu Patienten/Patientinnen?

○ Nein

○ Ja   Welcher Art? (z.B. Kapillarblutentnahme, Schulungen etc.)

8. Haben Sie eine besondere Funktion in Ihrem Bereich/Abteilung?

○ Technische Laborleitung (gesamter Laborbereich)
○ Funktionsbereichs- bzw. Gruppenleitung (z.B. hämatolog. Labor)
○ Qualitätsmanagementbeauftragte(r)
○ Labor-EDV-Administration/Systemadministration (LIS)
○ Praxisanleitung/Mentor (Praktikantenbetreuung)
○ Verantwortliche(r) für ……………………………………………………..

9. Welche abgeschlossenen Zusatzqualifikationen (absolvierte Weiterbildungen) haben Sie? Geben Sie bitte hinter der Qualifikation die Gesamtstundenzahl an.

○ Fachqualifikation/Fach-MTA (DIW-MTA) für …………………….
○ Leitungsqualifikation   _____ Std.
○ Lehrqualifikation   _____ Std.
○ Qualitätsbeauftragte/-r   _____ Std.
○ Qualitätsmanager/-in   _____ Std.
○ Auditor/-in   _____ Std.
○ Systemadministrator/-in   _____ Std.
○ Moderatorenausbildung   _____ Std.

○ Sonstige Zusatzqualifikation,
die mind. 100 Unterrichtsstunden umfasst:
_____/_____Std.

○ abgeschlossenes Hochschulstudium (FH, Uni),
Studiengang/Abschluss: _____

10. Führen Sie an Ihrem Arbeitsplatz routinemäßig qualitätssichernde Maßnahmen durch? (Mehrfachnennung möglich, bitte ankreuzen.)

☐ Ich führe Kontrollmaterialien mit (interne Qualitätskontrolle).
☐ Ich werte die Kontrollergebnisse der internen Qualitätskontrolle aus und dokumentiere sie.
☐ Ich beurteile die internen Qualitätskontrollergebnisse hinsichtlich der Präzision und Richtigkeit.
☐ Ich führe die externe Qualitätskontrolle (Ringversuche) durch und dokumentiere die Ergebnisse.
☐ Ich bewerte/beurteile die Ergebnisse der Ringversuchsmessungen.
☐ Ich kontrolliere die Reagenzien an meinem Arbeitsplatz auf Brauchbarkeit.
☐ Ich kontrolliere meine Messgeräte auf Funktionalität und Präzision.
☐ Ich führe Routinekontrollen der Laborgeräte/-automaten (Analyzer) durch.

11. Beraten Sie die Einsender (pflegerisches bzw. ärztliches Personal) hinsichtlich der präanalytischen Besonderheiten für eine angeforderte oder angefragte labordiagnostische Untersuchung?

1	2	3	4	5
○	○	○	○	○
Regelmäßig	häufig	manchmal	in Ausnahmen	nie

(Bitte ankreuzen!)

12. Fühlen Sie sich fachlich kompetent den Einsender/Anfordernden über präanalytische Besonderheiten zu beraten?

1 —— 2 —— 3 —— 4 —— 5
○　　○　　○　　○　　○
Immer meistens teils-teils meist nicht nein
(Bitte ankreuzen!)

13. Falls Sie <u>keine</u> Beratung über präanalytische Besonderheiten durchführen, können Sie die Gründe dafür nennen?
(Nur ausfüllen, wenn Frage 11 mit 5=nie beantwortet wurde.)

☐ Ist nicht meine Aufgabe als MTA.

☐ Fühle mich nicht fachlich kompetent genug dazu.

☐ Macht die akademische Laborleitung (z.B. leitender Laborarzt).

☐ Macht der zuständige Laborarzt bzw. Naturwissenschaftler.

☐ Macht die MTA-Leitung.

☐ Sonstige: _____

14. Beurteilen Sie das eingesandte Untersuchungsmaterial allgemein auf Auffälligkeiten (z.B. Lipämie, Hämolyse, Trübung, Färbung etc.) und vermerken diese im Bericht?

1 —— 2 —— 3 —— 4 —— 5
○　　○　　○　　○　　○
Immer meistens teils-teils meist nicht nein
(Bitte ankreuzen!)

15. **Beurteilen Sie das eingesandte Untersuchungsmaterial auf mögliche Störgrößen (z.b. hämolytisches Serum für LDH-Bestimmung), die Einfluss auf den analytischen Prozess haben?**

1	2	3	4	5
O	O	O	O	O
Immer	meistens	teils-teils	meist nicht	nein

(Bitte ankreuzen!)

16. **Die Beurteilung der Messergebnisse auf analytische Richtigkeit (technische Validierung)** erfolgt in einem dreistufigen Prüfverfahren, welches 1. die Beurteilung der Ergebnisse aus der Qualitätskontrolle (Präzision, Richtigkeit), 2. die analytische Beurteilung aus der Methodenprüfung (liegt das Messergebnis im zulässigen Messbereich), dem Ergebnis der Gerätefunktionsprüfung sowie der Kalibration (Linearitätsbereich) und 3. die Beurteilung der Präanalytik wie Fehler bei der Probename, der Probenidentifikation (z.B. Verwechslung), Einfluss von Störgrößen (z.B. Hämolyse, Lipämie, Medikamente) umfasst, bevor das Messergebnis an den Einsender übermittelt wird.

Führen Sie als MTA die Bewertung der analytischen Richtigkeit (technische Validation) durch?

1	2	3	4	5
O	O	O	O	O
Immer	meistens	teils-teils	meist nicht	nein

(Bitte ankreuzen!)

17. Fühlen Sie sich fachlich kompetent die technische Validierung durchzuführen?

1	2	3	4	5
O	O	O	O	O
Immer	meistens	teils-teils	meist nicht	nein

(Bitte ankreuzen!)

18. Die Klinik/Station hat eine Laboruntersuchung angefordert. Führen Sie als MTA eine Plausibilitätskontrolle hinsichtlich der Sinnhaftigkeit bzw. Notwendigkeit der angeforderten Untersuchung entsprechend der diagnostischen Fragestellung durch?

1	2	3	4	5
O	O	O	O	O
Immer	meistens	teils-teils	meist nicht	nein

(Bitte ankreuzen!)

19. Fühlen Sie sich fachlich kompetent eine Plausibilitätskontrolle hinsichtlich der Sinnhaftigkeit bzw. Notwendigkeit der angeforderten Untersuchung entsprechend der diagnostischen Fragestellung durchzuführen?

1	2	3	4	5
O	O	O	O	O
Immer	meistens	teils-teils	meist nicht	nein

(Bitte ankreuzen!)

20. Bei einigen Laboruntersuchungen ist generell (z.B. Medikamentenspiegel, Funktionsprüfungen) oder bei besonderen Auffälligkeiten (pathologisch abweichende Laborwerte) ein weiteres Prüfverfahren erforderlich, bevor das Ergebnis an den Einsender übermittelt wird. Diese Überprüfung umfasst neben der Beurteilung auf analytische Richtigkeit, die Plausibilitätskontrolle (Fehler der Probenidentifikation z.B. Verwechslung, Fehler in der präanalytischen Phase wie falsches Antikoagulanz, die Beurteilung von Störgrößen wie z.B. Hämolyse und Einflussgrößen wie z.B. Alter, Geschlecht, Ernährung) sowie die Longitudinalbeurteilung (Vergleich der aktuellen Analysenresultate mit den Vorwerten des Patienten) und die Transversalbeurteilung (Vergleich mit einem Referenzbereich) der Messergebnisse. Dieses Prüfverfahren bedeutet auf Glaubwürdigkeit bzw. Annehmbarkeit des Analysenergebnisses unter allgemeinen biologischen und medizinischen Aspekten zu beurteilen, d.h. zu prüfen, ob tatsächlich nur die in-vivo-Situation des Patienten abgebildet wird und Artefakte auszuschließen sind. Die medizinische Validation umfasst **nicht** die Interpretation der Ergebnisse. Dies kann nur unter Einbezug des klinischen Bildes und weiterer diagnostischer Verfahren durch ärztliches Personal erfolgen.

Führen Sie als MTA die medizinische Validation von Laborergebnissen durch?

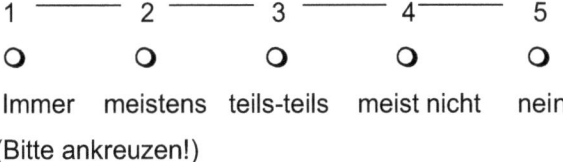

21. Fühlen Sie sich fachlich kompetent die medizinische Validierung durchzuführen?

1 ——— 2 ——— 3 ——— 4 ——— 5
O   O   O   O   O

Immer   meistens   teils-teils   meist nicht   nein

(Bitte ankreuzen!)

22. Falls Sie keine medizinische Validierung durchführen, können Sie die Gründe dafür nennen?
(Nur beantworten, wenn Sie Frage 20 mit 5=nie beantwortet haben.)

☐ Ist nicht meine Aufgabe als MTA.
☐ Fühle mich nicht fachlich kompetent genug dazu.
☐ Macht die akademische Laborleitung (z.B. leitender Laborarzt).
☐ Macht der zuständige Laborarzt bzw. Naturwissenschaftler.
☐ Macht die technische Laborleitung (ltd. MTA).
☐ Macht eine autorisierte MTA.
☐ Sonstige: _____

23. Treffen Sie aufgrund der von Ihnen validierten Laborergebnisse eine Entscheidung über weiterführende Analytik (ggf. nach Rücksprache mit dem Einsender)?

1 ——— 2 ——— 3 ——— 4 ——— 5
O   O   O   O   O

regelmäßig   häufig   manchmal   in Ausnahmen   nie

(Bitte ankreuzen!)

24. Beraten Sie als MTA die Einsender (Ärzte) bei der Auswahl geeigneter labordiagnostischer Untersuchungen?

1	2	3	4	5
O	O	O	O	O
regelmäßig	häufig	manchmal	in Ausnahmen	nie

(Bitte ankreuzen!)

25. Beraten Sie als MTA die Einsender (Ärzte) bei der Bewertung/Interpretation der Laborergebnisse?

1	2	3	4	5
O	O	O	O	O
regelmäßig	häufig	manchmal	in Ausnahmen	nie

(Bitte ankreuzen!)

26. Welchen Einfluss haben Sie auf den Entscheidungsprozess, wenn ein neues Analyt bzw. eine neue Untersuchungsmethode in Ihrem Labor eingeführt werden soll? (Mehrfachnennungen möglich, bitte ankreuzen.)

a) ☐ Ich habe keinen Einfluss auf das Auswahlverfahren.
b) ☐ Ich führe die Messungen mit den Kontroll- bzw. Referenzmaterialien durch und leite die Ergebnisse zur weiteren Prüfung weiter.
c) ☐ Ich bin an der Festlegung der Auswahl -, Prüf- und Entscheidungskriterien für die neue Untersuchungsmethode beteiligt.
d) ☐ Ich wähle infrage kommende Methoden bzw. Geräte für die Bestimmung des Analyts aus.
e) ☐ Ich wähle die erforderlichen Kontroll-, Referenz- bzw. Kalibrationsmaterialien für die neue Methode aus und/oder stelle sie auch selbst her/zusammen.

f) ☐ Aufgrund der vorliegenden Ergebnisse der Messungen der Kontroll- bzw. Referenzmaterialien führe ich eine umfassende Methodenprüfung durch (Kalibration, Präzision, Richtigkeit, Analytische Spezifität und Sensitivität) und gebe mein Ergebnis zur Entscheidung weiter.

g) ☐ Ich bin für die gesamte Methodenprüfung verantwortlich und entscheide zusammen mit der Leitung über die Einführung der Methode.

h) ☐ Ich bin für die gesamte Methodenprüfung verantwortlich und entscheide selbständig über die Einführung der Methode.

27. Benutzen Sie bei der Erledigung Ihrer Aufgaben EDV-gestützte Systeme? (Bitte ankreuzen!)

a) Zur Abwicklung eingegangener Untersuchungsanforderungen (Auftragsabwicklung)

1	2	3	4	5	6
O	O	O	O	O	O
täglich	wöchentlich	monatlich	halbjährlich	seltener	nie

b) Zur Durchführung der voll-/halbautomatisierten Laboranalytik (Steuerung/Überwachung der Laboranalyzer)

1	2	3	4	5	6
O	O	O	O	O	O
täglich	wöchentlich	monatlich	halbjährlich	seltener	nie

c) Zur Dokumentation Ihrer Arbeitsaufträge, Ergebnisse, Qualitätskontrollen, etc. ...

1	2	3	4	5	6
O	O	O	O	O	O
täglich	wöchentlich	monatlich	halbjährlich	seltener	nie

d) Zur Archivierung der Leistungsdaten, Ergebnisse etc.

1	2	3	4	5	6
O	O	O	O	O	O
täglich	wöchentlich	monatlich	halbjährlich	seltener	nie

e) Zur technischen Validierung der ermittelten Laborergebnisse (Befundübermittlung)

1	2	3	4	5	6
O	O	O	O	O	O
täglich	wöchentlich	monatlich	halbjährlich	seltener	nie

f) Zur medizinischen Validierung der ermittelten Laborergebnisse (Befundübermittlung)

1	2	3	4	5	6
O	O	O	O	O	O
täglich	wöchentlich	monatlich	halbjährlich	seltener	nie

g) Zur Kommunikation mit Einsendern, Leistungsanbietern, Lieferanten, Firmen etc.

1	2	3	4	5	6
O	O	O	O	O	O
täglich	wöchentlich	monatlich	halbjährlich	seltener	nie

h) Zur statistischen Auswertung von Leistungsdaten, der Leistungserfassung und Abrechnung

1	2	3	4	5	6
O	O	O	O	O	O
täglich	wöchentlich	monatlich	halbjährlich	seltener	nie

i) Zum anlegen und pflegen von Leistungsdaten (Stammdatenedition der Labor-EDV/LIS)

1	2	3	4	5	6
O	O	O	O	O	O
täglich	wöchentlich	monatlich	halbjährlich	seltener	nie

j) Zur Administration des Labor-EDV-Systems (Wartung, Funktionsprüfung, Datensicherheit, Software-/Hardware-Konfiguration, Schutzmaßnahmen)

1	2	3	4	5	6
O	O	O	O	O	O
täglich	wöchentlich	monatlich	halbjährlich	seltener	nie

k) Zur Überwachung/Anpassung der Labor-EDV (nach z.B. Testsimulation) ins übergeordnete Krankenhausinformationssystem (Schnittstellenüberwachung)

1	2	3	4	5	6
O	O	O	O	O	O
täglich	wöchentlich	monatlich	halbjährlich	seltener	nie

28. Wie sicher bzw. kompetent fühlen Sie sich im Umgang mit Laborinformationssystemen (Labor-EDV)?

1	2	3	4	5
O	O	O	O	O
sehr sicher	eher sicher	teils-teils	eher unsicher	sehr unsicher

(Bitte ankreuzen!)

29. Das Lesen von Fachliteratur (z.B. Fachzeitschriften, Fachbücher, Protokolle aus Methodensammlungen etc.) **ist für die Bewältigung der an mich gestellten Arbeitsanforderungen notwendig.**

1	2	3	4	5
O	O	O	O	O
unbedingt	oft	manchmal	sehr selten	nie

(Bitte ankreuzen!)

30. Wie oft lesen Sie Fachliteratur?

1	2	3	4	5	6
O	O	O	O	O	O
täglich	wöchentlich	monatlich	halbjährlich	seltener	nie

31. Wie sicher sind Sie im Umgang mit Fachliteratur?

1	2	3	4	5
O	O	O	O	O
sehr sicher	eher sicher	teils-teils	eher unsicher	sehr unsicher

(Bitte ankreuzen!)

32. Können Sie Probleme, die Sie beim Lesen von Fachliteratur haben, benennen? (Mehrfachangaben sind möglich.)

☐ Forschungsberichte/Artikel sind zu kompliziert geschrieben
☐ Berichte sind für Nicht-Wissenschaftler unverständlich
☐ Keine deutschsprachige Fachliteratur erhältlich
☐ Aktuelle Fachliteratur ist nicht am Ort erhältlich
☐ Fachbezogene Forschungsberichte sind nicht leicht erhältlich
☐ Habe Probleme überhaupt geeignete Literatur zu finden/zu recherchieren
☐ Bedeutung für die berufliche Praxis ist nicht klar für mich
☐ Kann einen Transfer der Forschungsergebnisse in die Praxis nicht nachvollziehen
☐ Berichte/Artikel sind auf Englisch geschrieben und stellen ein Hindernis dar
☐ Statistische Analysen sind nicht verständlich
☐ Habe nicht das notwendige Hintergrundwissen die Fachbeiträge zu verstehen
☐ Die Forschungsergebnisse sind für mich nicht relevant
☐ Die Forschungsergebnisse in der Literatur widersprechen sich
☐ Keine Zeit um Fachbeiträge/Berichte zu lesen
☐ das Besorgen von Fachliteratur ist zu aufwendig und/oder zu teuer
☐ Sonstige: _____

33. Wie oft besuchen Sie durchschnittlich über das Jahr gerechnet eine interne oder externe Fortbildungsveranstaltung (fachliche oder überfachliche Themenbereiche)? (Bitte ankreuzen.)

☐ Mehrmals im Monat ☐ Einmal im Monat

☐ Einmal im Quartal ☐ Einmal im Halbjahr

☐ Einmal im Jahr ☐ Alle 2 Jahre
☐ In größeren Abständen

34. Nennen Sie bitte die Ihrer Meinung nach fünf wichtigsten Veränderungen/Entwicklungen, die in Ihrem Tätigkeitsfeld zukünftig an Bedeutung gewinnen werden. (Mehrfachantworten sind möglich, jedoch maximal fünf Aussagen ankreuzen.)

☐ Zunehmende Einführung neuer komplexerer Analyse- und Diagnosesysteme
☐ Verstärkte Durchdringung von EDV/Informationstechnologien im Arbeitsprozess
☐ Verstärkter Einsatz von Telemedizin im Labor (z.B. Telemikroskopie)
☐ Zunahme der Automatisierung im Labor
☐ Zunehmende Bedeutung von Qualitätsmanagement/-entwicklung
☐ Hoher Spezialisierungsgrad der MTA
☐ Mehr Standardisierung von Labordiagnostik
☐ Zunehmende Bedeutung von POCT (Point of Care Testing)
☐ Mehr molekularbiologische Analyseverfahren in der Routinediagnostik
☐ Einzug der Nanobiotechnologie in die klinische Labordiagnostik
☐ Verstärkte interdisziplinäre Zusammenarbeit/Koordinierungskompetenz
☐ Wissen über Ressourcenmanagement (Personal- und Sachressourcen, Controlling)
☐ Wissen über Prozessmanagement
☐ Zunehmende Bedeutung betriebswirtschaftlicher Kenntnisse/kaufmännischen Wissens
☐ Zunahme erforderlichen Fachwissens/umfassenderes technisches und methodisches Verständnis
☐ Wissen über Methoden wissenschaftlichen Arbeitens
☐ Methoden des Wissensmanagements (effektive Strategien lebenslangen Lernens)
☐ Akkreditierung/Zertifizierung von Laboratorien
☐ mehr Kundenorientierung
☐ mehr Beratungskompetenz
☐ mehr Dokumentation/Administration

☐ Zunehmende Bedeutung überfachlicher Qualifikationsbereiche (Teamarbeit/ Multiprofessionelle Zusammenarbeit, Kommunikation, Konfliktbewältigung, Kreativitätstechniken u.a.)

☐ Substitution der MTA durch minderqualifiziertes Personal (z.b. angelernte Hilfskräfte, Arzthelferin)

☐ Substitution der MTA durch ähnlich qualifizierte Berufsgruppen (z.B. BTA, CTA, PTA)

☐ Substitution der MTA durch höher qualifizierte Berufsgruppen (z.B. Biologen, Chemiker, Molekularmediziner)

☐ Andere: _____

35. Sofern Sie Absolvent/-in der 3-jährigen Ausbildung (ab 1994) sind: Haben Sie das Gefühl durch Ihre MTA-Ausbildung das erforderliche Fachwissen/Fertigkeiten für die Bewältigung der an Sie gestellten Arbeitsanforderungen erworben zu haben?

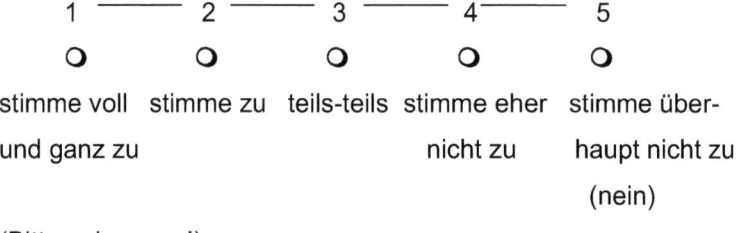

1	2	3	4	5
O	O	O	O	O
stimme voll und ganz zu	stimme zu	teils-teils	stimme eher nicht zu	stimme überhaupt nicht zu (nein)

(Bitte ankreuzen!)

36. Sofern Sie Absolvent/-in der 3-jährigen MTLA-Ausbildung (ab 1994) sind: Welche Anregungen für eine Neugestaltung der MTA-Ausbildung finden Sie wichtig? (ggf. zusätzliches Blatt benutzen)

B) Interviewleitfaden (examinierte MTLA mit Examen nach 1997)

Begrüßung und fragen ob, Sie bereit sind das Interview zu führen. Um Einverständnis bitten, dass das Interview protokolliert wird und darauf hinweisen, dass keine personenbezogenen Daten erhoben werden.

1. Einordnung des Interviews:

Ihr Alter; Jahr Ihres MTA-Examens in „Bundesland"; staatliche Schule oder privater Träger; berufliche Tätigkeit nach dem Examen, weitere Qualifikationen und jetziger Tätigkeitsbereich (z.B. Institution, Versorgungsstufe der Klinik, Bettenzahl, Leistungsspektrum im Labor)

- Klinische Chemie
- Hämatologie
- Hämostasiologie
- Notfalldiagnostik
- Mikrobiologie
- Immunhämatologie und Transfusionsmedizin
- Immunologie/Serologie
- Zytogenetik
- Virologie
- Endokrinologie
- Nuklearmedizin
- Molekulare Diagnostik
- Lebensmittelhygiene
- Sonstige:

2. Wie war der Einstieg in den Beruf direkt nach der Ausbildung?

Können Sie eine konkrete Situation Ihrer beruflichen Tätigkeit beschreiben, auf die Sie Ihre Ausbildung besonders gut vorbereitet hat? Was machte die gute Vorbereitung aus?

Können Sie konkrete Situationen Ihrer beruflichen Tätigkeit beschreiben, auf die Sie Ihre Ausbildung eher schlecht oder gar nicht vorbereitet hat. Worin bestehen Mängel und Kritik?

3. Kompetenz- und Qualifikationsprofil

Können Sie einen Kompetenzbereich Ihrer beruflichen Tätigkeit beschreiben, den Sie fachlich als sehr anspruchsvoll einschätzen. Warum ordnen Sie diesen als solchen ein? Was zeichnet Ihre Kompetenz dabei aus und welche Qualifikation ist Ihrer Meinung hierfür erforderlich (z.B. inwieweit hat Ihre Aus-, Fort- und Weiterbildung hierzu beigetragen)
- Kommunikation, Beratungs- und Schulungskompetenz (labordiagnostische Empfehlungen, weiterführende Analytik, Beratung zur Präanalytik, Beratung i.S. Hinweise zur Interpretation)
- Welche Qualifikation benötigen Sie für den Kompetenzbereich (z.B. formale Qualifikation, kontinuierliche Fort- und Weiterbildung, Literaturstudium – Recherche und Bewertung geeigneter Literatur für ein konkretes Problem (Fragestellung) in der beruflichen MTLA-Praxis)

4. Methodenevaluation

Wer ist für die Methodenprüfung verantwortlich und entscheidet über die Einführung des neuen Analyts bzw. der neuen Untersuchungsmethode im Labor? Was sind die Gründe dafür?

5. MTLA versus akademisches Laborpersonal

Wo sehen Sie die Abgrenzung zwischen MTLA und akademischen Personal (z.B. Laborarzt, Chemiker) in Ihrer beruflichen Praxis? Ist eine solche Abgrenzung Ihrer Meinung nach überhaupt sinnvoll und warum?

6. Reformierung der MTLA-Ausbildung

Sollte sich Ihrer Einschätzung nach die Ausbildung im Berufsfeld MTA verändern? (ggf. wie und warum?) Wie müsste die Ausbildung der Zukunft aussehen?

C) Interviewleitfaden (technische Laborleitung)

Begrüßung und fragen ob, Sie bereit sind das Interview zu führen. Um Einverständnis bitten, dass das Interview protokolliert wird und darauf hinweisen, dass keine personenbezogenen Daten erhoben werden.

1. Einordnung des Interviews und jetziger Arbeitsbereich:

Ihr Alter; Jahr Ihres MTA-Examens in „Bundesland"; staatliche Schule oder privater Träger; berufliche Tätigkeit nach dem Examen, weitere Qualifikationen und jetziger Tätigkeitsbereich und derzeitige Position (z.B. Institution, Versorgungsstufe der Klinik, Bettenzahl, Leistungsspektrum im Labor)

- Klinische Chemie
- Hämatologie
- Hämostasiologie
- Notfalldiagnostik
- Mikrobiologie
- Virologie
- Immunhämatologie und Transfusionsmedizin
- Immunologie/Serologie
- Zytogenetik
- Endokrinologie
- Nuklearmedizin
- Molekulare Diagnostik
- Lebensmittelhygiene
- Sonstige:

2. Kompetenz- und Qualifikationsprofil

Können Sie Kompetenzbereiche Ihrer beruflichen Tätigkeit beschreiben, den Sie fachlich als sehr anspruchsvoll einschätzen. Warum ordnen Sie diesen als solchen ein? Was zeichnet Ihre Kompetenz dabei aus und welche Qualifikation ist Ihrer Meinung hierfür erforderlich (z.B. inwieweit hat Ihre Aus-, Fort- und Weiterbildung hierzu beigetragen)
- Kommunikation, Beratungs- und Schulungskompetenz (labordiagnostische Empfehlungen, weiterführende Analytik, Beratung zur Präanalytik, Beratung i.S. Hinweise zur Interpretation)

- technische vs. medizinische Validation, Befunderstellung
- Welche Qualifikation benötigen Sie für den Kompetenzbereich (z.B. formale Qualifikation, kontinuierliche Fort- und Weiterbildung, Literaturstudium – Recherche und Bewertung geeigneter Literatur für ein konkretes Problem (Fragestellung) in der beruflichen MTLA-Praxis)

3. Methodenevaluation

Wer ist für die Methodenprüfung verantwortlich und entscheidet über die Einführung des neuen Analyts bzw. der neuen Untersuchungsmethode im Labor? Was sind die Gründe dafür?

4. MTLA versus akademisches Laborpersonal

Wo sehen Sie die Abgrenzung zwischen MTLA und akademischen Personal (z.B. Laborarzt, Chemiker) in Ihrer beruflichen Praxis und wie beurteilen Sie diese? Ist eine solche Abgrenzung Ihrer Meinung nach überhaupt sinnvoll und warum?

5. Entwicklung des MTLA-Berufes in Zukunft - Reformierung der MTLA-Ausbildung?

Einschätzungen, Befürchtungen, Ziele in Bezug auf den Berufsstand MTLA

Wie schätzen Sie die Entwicklung des Bedarfs an MTLA ein?

Sollte sich Ihrer Einschätzung nach die Ausbildung im Berufsfeld MTA verändern? (ggf. wie und warum?) Wie müsste die Ausbildung der Zukunft aussehen?

Stichwort Professionalisierung des MTA-Berufs – Wie und Warum? – Zielvorstellungen?

D) Interviewleitfaden (akademische Laborleitung)

Begrüßung und fragen ob, Sie bereit sind das Interview zu führen. Um Einverständnis bitten, dass das Interview protokolliert wird und darauf hinweisen, dass keine personenbezogenen Daten erhoben werden.

1. Einordnung des Interviews und jetziger Arbeitsbereich:

Berufliche Qualifikation, jetziger Tätigkeitsbereich und berufliche Position in der Gesundheitseinrichtung, berufliches Verhältnis zum Labor, Versorgungsstufe der Klinik, Bettenzahl und Leistungsspektrum des Labors

- ○ Klinische Chemie
- ○ Hämatologie
- ○ Hämostasiologie
- ○ Notfalldiagnostik
- ○ Mikrobiologie
- ○ Immunhämatologie und Transfusionsmedizin
- ○ Immunologie/Serologie
- ○ Zytogenetik
- ○ Virologie
- ○ Endokrinologie
- ○ Nuklearmedizin
- ○ Molekulare Diagnostik
- ○ Lebensmittelhygiene
- ○ Sonstige:

2. Präanalytik

Wer berät das klinische Personal hinsichtlich präanalytischer Maßnahmen zur qualitätsgerechten Gewinnung und Transport des Untersuchungsmaterials?

3. Validation

Wer validiert die Laborergebnisse und gibt die Werte für den Kliniker frei? Wer erstellt den Laborbericht bzw. Laborbefund? Wird das Laborergebnis für den Kliniker interpretiert?

Wie erfolgt die Entscheidung über weiterführende Analytik – Stufendiagnostik?

4. Postanalytik

Wer ist Ansprechpartner für das klinische Personal bei Rückfragen zum Laborbefund. Gibt es hier eine Kompetenzaufteilung (nach Zuständigkeit und Verantwortung)?

5. Methodenevaluation

Eine neue Methode soll eingeführt werden bzw. die Kliniker hätten gerne einen neuen Laborparameter. Wie erfolgt der Kommunikationsprozess in Ihrer Klinik? Wer ist für die Auswahl der Methode verantwortlich, führt die Methodenevaluation durch, bewertet die Evaluationsergebnisse und entscheidet über die Einführung des neuen Analyts bzw. der neuen Untersuchungsmethode im Labor? Ggf. was sind die Gründe dafür?

6. Fachliche Kompetenz des Laborpersonals

Wie beurteilen Sie die fachliche Kompetenz/Qualifikation des Laborpersonals (ggf. differenziert nach Funktionen und Verantwortlichkeit)?

7. Entwicklung des MTLA-Berufes in Zukunft - Reformierung der MTLA-Ausbildung?

Wie schätzen Sie die Entwicklung des Bedarfs an MTLA ein?

Wie beurteilen Sie als akademische Laborleitung (Arzt oder Naturwissenschaftler) die Professionalisierungsbestrebungen der MTA-Berufe hinsichtlich der Zielmargen wirtschaftliche und fachliche Selbständigkeit, Eigenverantwortung und Kompetenzerweiterung?

Wie beurteilen/schätzen Sie die Qualität der MTLA-Ausbildung ein und wie sollte sie sich ggf. verändern?

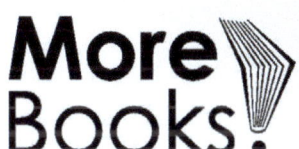
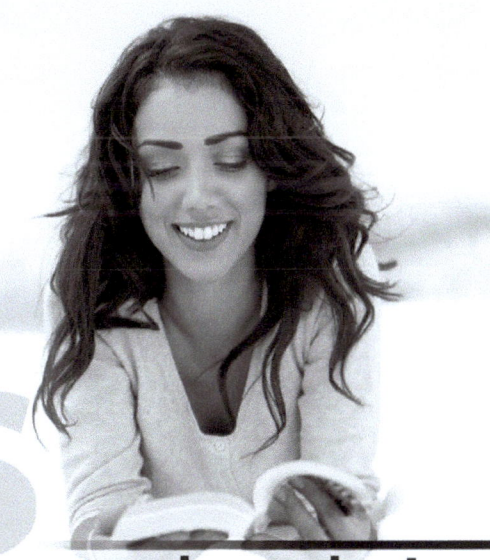

I **want** morebooks!

Buy your books fast and straightforward online - at one of the world's fastest growing online book stores! Environmentally sound due to Print-on-Demand technologies.

Buy your books online at
www.get-morebooks.com

Kaufen Sie Ihre Bücher schnell und unkompliziert online – auf einer der am schnellsten wachsenden Buchhandelsplattformen weltweit!
Dank Print-On-Demand umwelt- und ressourcenschonend produziert.

Bücher schneller online kaufen
www.morebooks.de

OmniScriptum Marketing DEU GmbH
Heinrich-Böcking-Str. 6-8
D - 66121 Saarbrücken
Telefax: +49 681 93 81 567-9

info@omniscriptum.com
www.omniscriptum.com

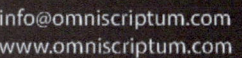
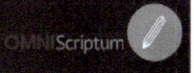

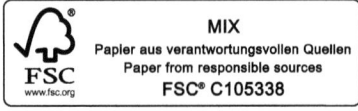

Printed by Books on Demand GmbH, Norderstedt / Germany